MW01224738

# AYURVEDA

C ANDIS C ANTIN P ACKARD

# AYURVEDA

*La guía definitiva*

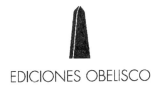

EDICIONES OBELISCO

Si este libro le ha interesado y desea que le mantengamos informado
de nuestras publicaciones, escríbanos indicándonos qué temas son de su interés
(Astrología, Autoayuda, Ciencias Ocultas, Artes Marciales, Naturismo,
Espiritualidad, Tradición) y gustosamente le complaceremos.
Puede consultar nuestro catálogo en www.edicionesobelisco.com.

*Los editores no han comprobado la eficacia ni el resultado de las recetas, productos,
fórmulas técnicas, ejercicios o similares contenidos en este libro. No asumen, por lo tanto,
responsabilidad alguna en cuanto a su utilización ni realizan asesoramiento al respecto.*

**Colección Salud y Vida Natural**
AYURVEDA, LA GUÍA DEFINITIVA
*Candis Cantin Packard*

1.ª edición: julio de 1999
2.ª edición: abril de 2009

Título original: *Ayurvedic Healing*
Traducción: *Alicia Sánchez*
Diseño de cubierta: *Enrique Iborra*

© 1996, Candis Cantin Packard
(Reservados todos los derechos)
© 2009, Ediciones Obelisco, S. L.
(Reservados todos los derechos para todas las ediciones)

Edita: Ediciones Obelisco, S. L.
Pere IV, 78, 3.ª planta, 5.ª puerta - 08005 Barcelona
Tel. 93 309 85 25 - Fax: 93 309 85 23
*e-mail:* info@edicionesobelisco.com

Paracas, 59  C1275AFA Buenos Aires - Argentina
Tel. (541 -14) 305 06 33 - Fax (541 -14) 304 78 20

ISBN: 978-84-9777-549-6
Depósito legal: B-5.377-2009

*Printed in Spain*

Impreso en los talleres Romanyà/Valls, S.A.
Verdaguer, 1, 08786 Capellades (Barcelona)

Reservados todos los derechos. Ninguna parte de esta publicación, incluido el diseño
de la cubierta puede ser reproducida, almacenada, transmitida o utilizada en manera
alguna por ningún medio, ya sea electrónico, químico, mecánico, óptico,
de grabación o electrográfico, sin el previo consentimiento por escrito del editor.
Diríjase a CEDRO (Centro Español de Derechos Reprográficos, www.cedro.org)
si necesita fotocopiar o escanear algún fragmento de esta obra.

A la gran Madre Divina
y a las verdes plantas curativas

# Prólogo

El *ayurveda* o la «ciencia de la vida» es una parte de la antigua filosofía védica que se practica en la India desde hace más de cuatro milenios. Se dice que los primeros conocedores fueron los antiguos videntes o «buscadores de la verdad» que vivían en el Himalaya. El ayurveda se ha desarrollado a partir de dos de los Vedas –el Rig Veda y el Atharva Veda– combinando terapias físicas, psicológicas y espirituales en un enfoque que es tan crucial para nuestra sociedad moderna como lo fue en el mundo antiguo. El ayurveda es un método curativo basado en el empleo de plantas, una nutrición apropiada, una purificación y, ante todo, una forma de vida positiva que trata no sólo la enfermedad sino al ser humano desde un enfoque holístico, poniendo especial énfasis en la prevención más que en la cura de los síntomas específicos de la enfermedad. Una vez que al paciente se le han restaurado la armonía y el equilibrio entre mente y cuerpo, puede empezar a experimentar la vida en su totalidad, iniciando un viaje de autoindagación y autorrealización.

La mayor parte de nuestros métodos de diagnóstico y tratamiento modernos no se basan en un entendimiento tan integral de la persona. Muchos de los preparados farmacéuticos y de los procedimientos médicos solamente sirven para suprimir los síntomas y no se ocupan de los estilos de vida que pueden ser la raíz del desequilibrio sistémico. El ayurveda no es meramente una forma de terapia pasiva, sino que pide a cada individuo que asuma la responsabilidad sobre su propia forma de vida y su proceso de sanación.

Como herbolaria dedicada a la práctica clínica, he descubierto que la filosofía ayurvédica posee una visión holística de la vida que puede incorporarse fácilmente en una base cultural occidental. En esta guía he orientado la información de cara al lector occidental. Por ejemplo, para practicar el ayurveda no es necesario que usemos exclusivamente hierbas extranjeras, que pueden ser difíciles de conseguir. Podemos practicar nuestro estilo de vida ayurvédico y nuestra fitoterapia con las hierbas que tenemos, ya sean cultivadas en casa, recogidas en el campo o compradas en la herboristería o tienda de dietética más cercanas. Por consiguiente, en este libro se recomiendan básicamente hierbas occidentales, junto con algunas indias y chinas que se pueden obtener con facilidad.

La presente guía está diseñada como libro de referencia y proporciona un acceso rápido a la información básica sobre el ayurveda y sus principales terapias. Está enfocada en los tres tipos de constitución (*doshas*) y en recomendaciones específicas sobre el estilo de vida. El lector también aprenderá algo sobre el sistema de clasificación ayurvédico de los muy variados gustos de las hierbas y de otros alimentos. Al comprender los diferentes sabores o *rasas*, entendemos mejor porqué ciertas substancias pueden beneficiar o dañar nuestra salud.

Los lectores que deseen profundizar en la medicina ayurvédica pueden consultar la bibliografía recomendada, así como la lista de institutos de estudios ayurvédicos, que se encuentra al final del libro. Entretanto, espero que la información de esta breve guía sea de utilidad para el lector y que la considere fascinante.

# Introducción

*El ayurveda es la medicina de la naturaleza, la medicina de la vida. No nos ofrece principios teóricos para que los impongamos a nuestro funcionamiento biológico. Más bien, intenta presentar los principios y poderes de la propia naturaleza. Nos enseña a poner en práctica los grandes principios naturales de la salud y de nuestra forma de vida. Por este motivo, emplea el lenguaje de la naturaleza: un sistema energético de los elementos y los humores biológicos, un método profundo y sencillo de correspondencias, en lugar de una compleja terminología científica, materialista o bioquímica.*

David FRAWLEY, *The River of Life*

El sistema de curación denominado *ayurveda* –de las palabras sánscritas *ayur* («vida» o «longevidad») y *veda* («conocimiento» o «sabiduría»)– nos ayuda a armonizar nuestra mente, cuerpo y estilo de vida con nuestra meta espiritual. El lenguaje del ayurveda se basa en aquello que se puede observar en la naturaleza. Experimentamos el frío o el calor, lo dulce y lo amargo, lo ligero y lo pesado, lo seco y lo húmedo y así sucesivamente. A lo largo de este manual el lector encontrará las hierbas, los climas, los aromas y los tipos de persona que corresponden a éstas y otras cualidades.

Sin embargo, para el estudiante de ayurveda es importante desarrollar las facultades de la observación directa con todos los sentidos, incluyendo el de la intuición. A través de dicha observación, uno se convierte en el vidente de su propia

11

vida, eligiendo lo que necesita en cada momento –habilidad análoga a la de un marinero que usa su conocimiento de los vientos y las mareas para seguir el rumbo correcto. Nosotros, como capitanes de nuestra vida hemos de saber cómo cambiar y reencontrar el equilibrio en los universos interno y externo de nuestra existencia.

## El ayurveda: la cosmología como fisiología

La cosmología, o teoría de la creación, es compleja, a la vez que esclarecedora, y cuenta con un volumen considerable de libros dedicados a su exposición. En resumen, según los antiguos videntes, en el comienzo de la creación existían dos principios fundamentales, un estado de conciencia inmanifestado y absoluto, llamado *Purusha*, y el principio de la creatividad o naturaleza primaria, denominado *prakriti*. La interrelación de ambos, el Espíritu y la Materia, produce el mundo físico y las leyes que lo gobiernan.

Se dice que *prakriti* contiene las tres *gunas* o atributos, que son la base de la existencia: *sattva*, el principio de la luz, la inteligencia y la armonía; *rajas*, el principio de la energía, la actividad y la turbulencia; y *tamas*, el de la inercia, la oscuridad, la monotonía y la resistencia.

*Sattva*, como conciencia subjetiva, es la encargada de nuestras percepciones, así como de la claridad de las mismas. En la naturaleza, la energía sátvica equilibradora es la que crea las estaciones y otros ciclos vitales. En la mente, proporciona paz, virtud y amor. También conlleva el despertar del alma y de los cinco sentidos abriéndonos a la experiencia del universo físico.

*Rajas* se manifiesta como acción y movimiento. En la naturaleza vemos este principio en muchas acciones, desde el viento que sopla y el movimiento de los coches, hasta el flujo de la energía. En la mente, crea agitación, agresividad, competitividad y turbulencia. A partir de *rajas* surgen los cinco órganos motores de la acción: la boca para el habla, las manos para asir, los pies para desplazarse, los genitales para la reproducción y el ano para la excreción.

*Tamas* proporciona una cierta constancia y solidez –la inercia de una roca, la estabilidad de las montañas– y en el cuerpo es el sueño profundo o el inconsciente. A nivel mental, sin embargo, es responsable de las fases de confusión mental y depresión. De *tamas* surgen los cinco elementos: el espacio (a veces llamado *éter*), el aire, el fuego, el agua y la tierra.

Aunque los tres atributos son necesarios para la creación del mundo físico, cultivar *sattva* a nivel mental es lo que proporciona paz, honestidad y verdad en la existencia del ser humano. El ayurveda, al enfatizar el estilo de vida sátvico armoniza las otras *gunas*. El equilibrio entre las tres gunas se denomina «*sattva* puro». A través de una dieta sana, un estilo de vida tranquilo, el amor, la fe, la no violencia y otros atributos sáttvicos, podemos experimentar la paz interior.

## Los cinco elementos

Todas las cosas del mundo físico, nuestro cuerpo inclusive, están compuestas por los cinco elementos:

ESPACIO: a menudo traducido como «éter», representa la expansión de la conciencia. El «espacio» en nuestra mente es el lugar donde experimentamos amor y compasión. De igual modo, cada una de las células de nuestro cuerpo contiene «espacio»; sin él, no habría comunicación entre ellas.

AIRE: representa la forma gaseosa de la materia, el movimiento de la conciencia, así como los impulsos nerviosos y sensoriales. Nuestra respiración, el sentido del tacto y el movimiento están todos gobernados por el principio del aire, al igual que el movimiento de nuestros pensamientos e ideas.

FUEGO: representa la forma radiante de la materia. El aire crea movimiento y fricción, que a su vez dan lugar al calor o el «fuego». En el cuerpo, el «fuego» se encarga de la digestión, la absorción y la asimilación. En la mente, es nuestra habilidad de entender, discernir y darnos cuenta de las cosas. Percibimos el mundo que nos rodea gracias al «fuego» de nuestros ojos, que digiere los contenidos de nuestra visión. Podemos ver el alma de una persona por la luz y el brillo de sus ojos.

AGUA: representa la forma líquida de la materia y la «licuación» de la conciencia. En el cuerpo, el principio del agua existe en el plasma, en la saliva, en la mucosidad, en el sudor, en la orina, en el líquido cefalorraquídeo y en otros componentes húmedos. En la mente, se manifiesta como los sentimientos de compasión, fe, amor y devoción.

TIERRA: representa la forma sólida de la materia, así como las manifestaciones más cristalizadas de la conciencia. Según el ayurveda, las moléculas del cuerpo físico son conciencia solidificada. En el cuerpo, todas las estructuras sólidas –huesos, cartílagos, uñas, pelo y piel– están compuestas por el elemento tierra. En la mente, la tierra se manifiesta como nuestros sentimientos de seguridad y concreción.

# *Tri-dosha*: las tres constituciones

Según el ayurveda, en el cuerpo existen tres fuerzas vitales primarias o humores biológicos, denominados *doshas*. Las *doshas* unen a los cinco elementos en la carne. Sus nombres en sánscrito son *vata, pita* y *kafa*. Son los elementos activos y móviles que determinan los procesos vitales de crecimiento y deterioro. *Dosha* significa literalmente «aquello que oscurece, estropea o hace que las cosas se pudran», puesto que, cuando éstas no se encuentran en equilibrio, son las fuerzas causantes del proceso de la enfermedad.

## *Vata*: la constitución de aire/espacio

*Vata*, asociada con los elementos aire y espacio, significa «viento» o «aquello que mueve las cosas» y representa la fuerza que gobierna la actividad biológica. Es el impulso principal del sistema nervioso que controla el equilibrio sensorial y mental, así como la capacidad de adaptación y de comprensión. Es la fuerza básica de la vida (*prana*) y se potencia con el consumo de alimentos puros e integrales, respirando aire puro y a través de la conexión interior con lo Divino, la fuente de energía más profunda de todo el cuerpo.

### A nivel fisiológico, *vata* rige:

- la respiración
- la inhalación/exhalación

- el parpadeo de los ojos
- los movimientos de los músculos y tejidos
- las pulsaciones del corazón
- todas las contracciones y expansiones
  del cuerpo
- los movimientos y señales en las neuronas
- la digestión
- defecación/orina, menstruación/parto

**A nivel mental y emocional, *vata* rige:**

- el poder mental y la coordinación
  del movimiento
- la capacidad de adaptación
- la inspiración
- las aspiraciones espirituales
- el nerviosismo
- el miedo
- la ansiedad

**Se localiza principalmente en:**

- el colon
- las caderas
- los muslos
- las orejas
- los huesos
- el órgano del tacto (la piel)
- los tejidos nerviosos

En la mente, *vata* representa la flexibilidad, la capacidad de comunicación y los recursos creativos. Cuando está en desequilibrio también se puede manifestar como inseguridad, miedo y ansiedad. En el cuerpo, es el movimiento del sistema nervioso que se acumula en el intestino grueso en forma de gas, en la cavidad pélvica, como dolores, en los huesos, como artritis; en la piel, como neuralgia; en los oídos, como acúfenos y en las caderas y los muslos, como ciática. Si en el cuerpo hay un exceso de *vata* (cualidades del aire), éstas son las primeras zonas donde se acumula. Cuando no existe un bloqueo o desequilibrio, *vata* funciona por todo el cuerpo como la fuerza mental y nerviosa y, en general, se centra en el cerebro y en el sistema nervioso.

*Vata* es la fuerza vital motriz que reside tras los otros dos humores, que son incapaces de moverse por sí mismos.

## Sus cualidades son:

- luz
- frío
- brusquedad
- sequedad
- claridad
- agitación
- sutileza
- dureza
- dispersión
- movilidad

## *Vata* gobierna:

- el movimiento
- el catabolismo (destrucción de substancias en el cuerpo)
- el sabor astringente (que tiene la capacidad de secar)
- la vejez (las personas, con la edad, tienden a secarse y a tener más frío)
- el amanecer y el anochecer (cambio, momentos transitorios)
- el otoño (frío, sequedad, estación de vientos)

## Trastornos de *vata* son:

- delgadez
- pérdida del calor
- temblores

- distensión
- estreñimento
- insomnio
- desorientación sensorial
- habla incoherente
- pereza
- confusión
- depresión
- ansiedad, nerviosismo
- dolor errático
- artritis

## Características de *vata*

Al igual que el viento puede soplar suavemente o con fuerza en muchas direcciones distintas, el *vata* en el cuerpo se manifiesta de forma irregular según la estructura de la persona.

Constitución: Las personas *vata* pueden ser muy altas (más altas que la estatura media en su familia) o muy bajas, con tendencia a la delgadez, a un esqueleto fino y a tener los hombros y las caderas estrechos. Los brazos suelen ser particularmente largos o cortos. Estas personas pueden tener los huesos pequeños y ligeros, con articulaciones prominentes y salidas que suelen hacer ruidos. La desviación del septo nasal, el genu varo (piernas arqueadas) y el genu valgum (piernas torcidas hacia fuera) también se deben a *vata*.

Peso: *Vata* implica sequedad, lo que supondrá que la constitución predominante tienda a la delgadez. A estas personas les puede resultar difícil o imposible engordar, mientras que otras comerán poca cantidad de alimento y enseguida engordarán; y otras engordarán y adelgazarán de forma irregular. Todo ello forma parte de la irregularidad general de *vata*.

COLOR Y CARACTERÍSTICAS DE LA PIEL: Los *vata* suelen tener la piel oscura (en relación a otras personas de su raza) y ponerse morenos enseguida cuando toman el sol. Su naturaleza tiende a sentir frío y les encantan los climas cálidos y el sol.

Debido a la elevada cantidad de energía que irradian, su piel suele estar seca y necesitar aceites hidratantes. Sin embargo, a causa de su variabilidad algunas áreas de la piel estarán secas mientras que otras estarán grasientas. Las personas *vata* pueden tener psoriasis, eczemas secos, callos, durezas y labios agrietados. Pueden tener arrugas cuando todavía son jóvenes. Puesto que no almacenan suficiente energía para mantener la temperatura del cuerpo, están frías al tacto. Muchas tienen mala circulación y su piel muestra un tinte grisáceo.

CABELLO: El pelo está estrechamente relacionado con el *prana*, la fuerza vital del cuerpo. El cabello *vata* puede oscilar entre seco y grasiento en distintas áreas de la cabeza. A menudo es áspero al tacto, sombrío y carente de brillo con tendencia a la caspa y a las puntas abiertas.

UÑAS: Las uñas son duras, ásperas, quebradizas y diferirán en su tamaño, con marcadas protuberancias o surcos. Muchas veces los dedos pueden estar muy fríos y tener un color azulado o grisáceo. Morderse las uñas es un atributo de *vata*.

OJOS: Pueden ser grises, violeta, azul-pizarra o chocolate oscuro. Los ojos de distintos colores también son una de las características *vata*. Asímismo pueden estar secos y picar. La esclerótica (parte blanca del ojo) tendrá un tinte grisáceo o azulado, sombrío o carente de brillo.

APETITO: El apetito será variable, desde tener un exceso de hambre un día a no tener nada al día siguiente. Si las personas *vata* no comen con regularidad, pueden volverse perezosas y débiles. No llevan bien los ayunos y sus cuerpos no almacenan suficiente grasa y energía para soportar un período de carencia de alimentos. Aunque estas personas parezcan ser las que más ayunan –para hacer una limpieza, a fin de ver sus aspiraciones espirituales con mayor claridad–, el ayuno puede ir en su contra, provocando los efectos negativos propios de *vata*.

Los *vata* han de desayunar; de no ser así se pondrán nerviosos y se fatigarán, ya que su nivel de azúcar en la sangre desciende mucho. Puede que necesiten cafeína para despertarse y aguantar el ritmo diario, pero ésta les robará energía a lo largo del día lo que hará agotarles y secar sus glándulas. (El cansancio *vata* a menudo se debe a un agotamiento de las glándulas suprarrenales).

DIGESTIÓN/EVACUACIÓN: Estas personas suelen padecer estreñimiento durante toda su vida, con tendencia a tener gases e hinchazón. Las heces suelen ser duras y oscuras. Sólo responden a fuertes laxantes, como la cáscara sagrada y el aceite de ricino. Se les ha de recordar que los buenos hábitos alimenticios son esenciales para una buena digestión y un peristaltismo armonioso.

MENSTRUACIÓN: Las mujeres *vata* tienen ciclos irregulares y se les puede cortar el período si hacen demasiado ejercicio o pierden mucho peso. El sangrado es escaso y con coágulos, debido a la sequedad. Días u horas antes de la menstruación pueden padecer fuertes dolores y estreñimiento.

CLIMA: Los *vata* suelen tener frío y sequedad y disfrutan de los climas cálidos y húmedos. Tienden a estar más débiles durante el invierno y han de aprender a abrigarse cuando salen a la intemperie. Las hierbas tonificantes como el *dong quai* y la codonopsis pueden ayudarles mucho durante los meses invernales.

SEXUALIDAD: Aunque las personas *vata* puedan pasar mucho tiempo pensando en el sexo, su apetito sexual es variable. Los hombres tienden a la eyaculación precoz. La fertilidad puede ser más baja de lo normal en este tipo de personas.

EJERCICIO FÍSICO: Los *vata* son, en general, activos e incansables, pero con poca reserva. Pueden llegar a agotarse con un exceso de actividad y de energía nerviosa. El aeróbic y otros tipos de ejercicios demasiado dinámicos les cansan. La gimnasia suave o el yoga son más apropiados para ellos.

PULSO: El pulso es fino, rápido y se dice que «escurridizo como una cobra».

SUEÑO: la variabilidad de estas personas desempeña un papel importante en sus patrones de sueño, pues pueden moverse y darse la vuelta o despertarse con frecuencia durante la noche.

EMOCIONES: Las personas *vata* equilibradas son entusiastas, idealistas y visionarias. Sin embargo, un *vata* que no haya practicado un estilo de vida tranquilo y pacífico experimentará miedo o angustia al enfrentarse a las situaciones difíciles de la vida.

HABLA/MENTE: Los *vata* hablan muy rápido y sin respirar. Son originales y no temen a las ideas nuevas o a las inspiraciones repentinas. Les gusta comunicar y ordenar las ideas. Por otra parte, les puede costar mucho ponerlas en práctica. Si no son disciplinados, pueden ser despistados y caóticos.

## Los estilos de vida *vata* y *vata* moderado

*Joe se despierta por la mañana y se viste rápidamente para ir a trabajar. Toma una taza de café, que estimula su sistema nervioso, compra un tentempié en un fast-food, que engulle mientras conduce a toda velocidad por el desierto de las afueras de Santa Fe —un lugar vata, alto, seco, frío, claro, ventoso, áspero, agitado y energético—. Se presenta corriendo en el trabajo y empieza a hablar por teléfono durante horas. Cuando llega la hora de comer, toma una ensalada y un refresco en su despacho.*

Veamos a ver si podemos distinguir algunos elementos *vata* en esta historia:

- Primero, el café, que estimula demasiado el sistema nervioso, da como resultado la agitación (*vata*), el exceso de movilidad (*vata*) y la sequedad (*vata*). El café también es amargo y astringente (ambas cualidades *vata*).
- Comer mientras se conduce es una conducta *vata*.
- Las comidas rápidas cocinadas en exceso y poco nutritivas son *vata*.
- La ensalada, que es fría y ligera, se asimila con rapidez y facilidad, sin llegar a nutrir.
- El refresco, que tiene muchas burbujas y está frío, incrementará las cualidades *vata* de ligereza y sensación de frío, provocando flatulencia o eructos.
- Hablar todo el día y comer en el despacho crea agitación, ansiedad, indigestión, falta de paz interna, dolores, temblores, tics, hasta llegar a un estado de agotamiento nervioso generalizado.

Ciertas modificaciones en el estilo de vida ayudarán a equilibrar el *vata*:

*Joe se levanta por la mañana con un sentimiento de agradecimiento por el día que va a empezar. Salta de la cama, hace unos cuantos estiramientos suaves y unas cuantas respiraciones profundas. Antes de ducharse, se aplica aceite de sésamo por todo el cuerpo, y deja que se absorba durante unos minutos mientras hierve el agua para hacerse algún té de hierbas o especias y cuece la avena. Toma una ducha de agua tibia y se pone prendas cómodas y de fibras naturales. Antes de comer, da gracias por el alimento y empieza a desayunar con una música tranquila de fondo. Conduce a una velocidad razonable mientras escucha una música relajante. Cuando llega la hora de almorzar, se asegura de no comer en la mesa de trabajo. Encarga una sopa de verduras caliente y pan integral.*

Este tipo de rutina es indudablemente sátvica, conduce a la paz interior y mantendrá la naturaleza *vata* de Joe bajo control. Éste se sentirá físicamente mejor y conservará el acceso a la inspiración y a la agudeza mental *vata*. Las opciones de estilo de vida expuestas disminuyen la tendencia a la dispersión, el miedo, la ansiedad y el nerviosismo.

He de mencionar que el aceite de sésamo resulta beneficioso para calentar y nutrir los nervios y aliviará la sequedad, la agitación y la frialdad *vata*. Las comidas calientes y cocinadas son muy nutritivas y contrarrestarán los efectos del frío, la luz, la sequedad, la aspereza y la dureza. A fin de que *vata* esté en su lugar, hemos de realizar prácticas que contrasten con los atributos *vata*: la calma frente a la agitación, el calor frente al frío, lo suave frente a lo duro, etc.

La persona *vata* está bendecida con una mente flexible y rápida. Nunca le faltan ideas creativas y recursos. Puesto que *vata* se asocia con el movimiento, a las personas *vata* les gusta «estar en marcha» física, mental y emocionalmente. Sin embargo, toda esta energía nerviosa se puede descontrolar. Así, el individuo *vata* puede padecer agotamiento nervioso, estreñimiento, temblores, artritis, etc. El propósito de cualquier estilo de vida para moderar *vata* y mejorar la dieta es regular el movimiento, de modo que la persona pueda continuar inspirándose, sin quemarse. (Más adelante, en el próximo capítulo, hablaremos de las comidas y de las opciones para moderar el *vata*.) En mi práctica he observado que el mayor problema al trabajar con personas *vata* es que a menudo no hacen un buen seguimiento de la rutina sugerida por el médico naturista. Se entusiasman mucho con la información, pero puede que no tengan los pies en el suelo como para tener constancia con el programa.

## *Pita*: la constitución fuego/agua

*Pita* —el humor biológico fuego o «bilis»—, significa «aquello que digiere las cosas» o «aquello que calienta, cocina o transforma». Es el fuego que digiere la comida que comemos y que calienta nuestro cuerpo. Nuestros fuegos internos determinan nuestra capacidad para percibir la realidad y nuestro poder para digerir las experiencias de la vida.

La persona en la que predomina *pita* tiene la bendición del poder de la voluntad y la iniciativa, la capacidad para reírse de los problemas, gran determinación para alcanzar sus metas, una mente aguda y, por lo general, buenos «fuegos» digestivos.

*Pita* es nuestro entusiasmo por la vida, nuestra dicha y nuestra risa. Las sensaciones ardientes en el cuerpo y en la mente son su expresión negativa, que le conducen a una competitividad e ira poco sanas que necesitan estar bajo control.

**Fisiológicamente, *pita* rige:**

- el hambre
- la sed
- el brillo
- el tono de la piel
- la digestión
- el calor corporal

**A nivel mental y emocional:**

- la risa
- la dicha
- el poder de la voluntad
- el entusiasmo
- la ira
- la competitividad
- el juicio
- el sentido de crítica
- la percepción mental
- la discriminación
- la agudeza mental
- el valor

**Se localiza principalmente en:**

- el intestino delgado
- el estómago (como los jugos gástricos)
- la sangre
- los ojos
- el sudor
- las glándulas sebáceas (glándulas que proporcionan aceite al pelo y a la piel)

*Pita* es nuestro fuego digestivo interno, es decir, los jugos gástricos y la bilis. Todos ellos participan en la combustión de los alimentos, proporcionando energía y calor. También es el brillo y el calor del cuerpo y de la mente.

**Sus cualidades son:**

- calor
- agudeza
- fluidez
- brillo
- acuosidad
- oleosidad
- suavidad
- agresividad
- sagacidad

*Pita* **gobierna:**

- la transformación
- la etapa adulta
- el metabolismo (transformación de las sustancias)
- los sabores ácidos o picantes
- la Luna y la medianoche
- el final de la primavera y el verano

**Los trastornos de *pita* son:**

- heces, orina, ojos y piel amarillentos
- exceso de hambre
- exceso de sed
- sensaciones de quemazón en el cuerpo
- dificultad para dormir
- calor, fiebre, inflamación
- herpes
- eczema con escozor y erupciones
- orzuelos («ojos rojos»)
- problemas hepáticos
- úlceras sangrantes y con ardor

## Las características de *pita*

CONSTITUCIÓN: *Equilibrada* y *proporcionada* son las palabras que describen a *pita*. Los dedos de las manos y de los pies son de longitud media; los hombros y las caderas son también medianos, y el esqueleto y la altura son proporcionales.

PESO: Los *pita* tienen un peso medio para su estatura y no padecen muchas fluctuaciones. La grasa se reparte uniformemente por todo el cuerpo.

COLOR DE LA PIEL: La piel puede ser pálida, rosada o con un cierto tono cobrizo y está caliente al tacto. Los *pita* serán delicados, irritables, con tendencia a las erupciones, los granos y las inflamaciones. Pueden tener pecas, lunares negros, marrones o rojos. Pueden quemarse con facilidad al tomar el sol o tener alergia al mismo y tener arrugas prematuramente. El vello del cuerpo puede ser claro y fino. Los labios pueden ser muy rojos, mostrando abundancia de sangre bajo la piel. Las personas *pita* se sofocan o se ponen coloradas con facilidad cuando se enfadan. Tienen tendencia a sudar, incluso en climas fríos. Puede que casi siempre tengan calor, con independencia de la estación.

CABELLO: El cabello rojo es un indicativo de *pita* en la constitución básica. Las personas *pita* pueden tener el pelo claro o se les puede volver grisáceo o canoso a una edad temprana. La calvicie prematura también es un rasgo típico, puesto que indica niveles altos de testosterona, una hormona *pita* caliente. El cabello es fino o delicado y, por lo general, bastante liso. También puede ser grasiento.

UÑAS: Las uñas son suaves, fuertes, gruesas y bien formadas. Pueden ser muy rosadas, con un tono cobrizo debido a la profusión de sangre caliente justo debajo de la piel.

OJOS: Los ojos son de tamaño medio y de color claro. También pueden ser castaños, verdes o azul claro, con un cierto tinte rojizo. Parece como si estuvieran ardiendo en un intenso fuego e irradian altos niveles de energía. La esclerótica puede tener un tono rojizo y de color fuego cuando la persona está irritada.

BOCA: Los *pita* tienen dientes de tamaño mediano, con tendencia a la caries y a las encías sangrantes. La capa de la lengua puede ser amarillenta, anaranjada o roja. La lengua puede estar irritada o sangrar. Las personas en las que predomina *pita* suelen tener aftas, así como un sabor en la boca ácido o metálico por la mañana.

APETITO: Estas personas suelen tener buen apetito y disfrutan comiendo. No soportan saltarse una comida y se vuelven irritables si no comen cuando tienen hambre. No les gusta ayunar y, si lo hacen, pueden ponerse muy nerviosas. En general, les gusta consumir y absorber energía nueva.

Si no desayunan, al mediodía pueden tener mucha hambre. Sin embargo, si se enfrascan en algo, pueden saltarse una comida y recordar más tarde que no han comido en todo el día.

DIGESTIÓN/EVACUACIÓN: Los *pita* no suelen padecer estreñimiento y suelen tener bastante peristaltismo. Muchas veces las heces son amarillentas y están bien formadas, aunque también pueden ser pastosas, calientes y ardientes. Unas heces de color amarillo o naranja fuerte pueden indicar una gran intensidad *pita* (o demasiada salsa y patatas fritas). Si ocasionalmente padece estreñimiento, la leche, los higos, las pasas y los dátiles pueden servirles de laxante.

MENSTRUACIÓN: Las mujeres *pita* tienen ciclos regulares, pero pueden sangrar durante más tiempo y en mayor cantidad que otras debido a su calor innato. La sangre es roja brillante. Puede que tengan heces sueltas durante o antes del período. También pueden tener calor y sudores antes de la menstruación. Si tienen dolores, éstos no serán muy fuertes.

CLIMA: A los *pita* les resultan intolerables los climas calurosos.

SEXUALIDAD: Las personas *pita* tienen fuertes impulsos sexuales y cuando están excitadas suelen conseguir sus objetivos. Pueden ser bastante románticas, aunque cuando se frustran suelen enfurecerse y estallar violentamente. Su nivel de fertilidad es medio.

EJERCICIO FÍSICO: Los *pita* pueden soportar mucho ejercicio físico, mientras no se acaloren demasiado.

PULSO: El pulso es rítmico, regular y fuerte y va a velocidad media. En un *pita* puro, se dice que «salta como una rana».

SUEÑO: Los *pita* suelen dormirse fácilmente y tienen un sueño ligero, pero si se despiertan durante la noche, no tienen problema para volverse a dormir.

EMOCIONES: Los *pita* pueden ser «intensos». A veces, debido a su alta temperatura corporal, pueden reaccionar con ira a las situaciones que suponen un reto. (Pueden manifestarlo exteriormente o no.) No obstante, muchos *pita* que conozco son capaces de reírse ante la adversidad y disfrutar de los desafíos.

HABLA/MENTE: Los *pita* suelen ser concretos y directos cuando hablan. Tienen una inteligencia muy aguda y tienden a la impaciencia con los que no gozan de su mismo nivel de intelecto. A menudo quieren dominar. Son metódicos y eficientes, y aman llevar las ideas a la práctica.

## El estilo de vida *pita* y *pita* moderado

*Jill vive al este de Texas, donde los veranos son calurosos y húmedos y el sol brilla tanto que tiene que cerrar ligeramente los ojos para poder ver. Jill decide salir para correr un poco y luego comer algo. Se pone el chandal rojo, se ata sus zapatos deportivos y sale a hacer* footing *por la ciudad. En el bar de la zona, se toma unas patatas fritas con* ketchup, *con un burrito de carne y judías con especias, condimentado con salsa picante. Tras el banquete, está algo irritada por el servicio del restaurante y empieza a exponerle al encargado todas sus quejas acerca del camarero. Se marcha del local sofocada, enfurecida y molesta.*

En primer lugar, el este de Texas es un entorno predominantemente *pita* –brillante, húmedo, con un calor agresivo–. El chandal rojo es igualmente caliente y agresivo por naturaleza y correr es un ejercicio que provoca un exceso de calor, sobre todo en verano. La comida también es muy caliente, aguda, penetrante, aceitosa –básicamente de naturaleza *pita*–. Las emociones de juicio precipitado e irritabilidad son signos de que el *pita* de Jill es alto.

Ahora vamos a contemplar un escenario de *pita* moderado:

*Jill sale al exterior y ve que hace otro día de calor sofocante. Decide ponerse un vestido de verano fresco y de color azul claro y untarse con aceite de sándalo. Va a la ciudad conduciendo en su coche con aire acondicionado, se para en un bar de ensaladas que tiene un encantador entorno ajardinado con una pequeña cascada y estanque. Encarga una comida ligera y bebe una infusión de menta.*

Todas las opciones resultan válidas para tranquilizar el *pita*. Para Jill son bastante sátvicas, bajarán su temperatura y aumentarán su calma.

He observado que las personas *pita* desean controlar la sesión de ayurveda. Pueden ser polémicas o agresivas, y tratar de cuestionar las credenciales y la experiencia del médico. Lo mejor será no discutir con ellas. Hay que tratar de ganar su confianza a través del razonamiento y la presentación de pruebas. Una vez que saben lo que tienen que hacer, empezarán a poner en práctica el programa –y puede que se excedan en él–. He conocido a *pitas* que llevan su programa en fichas para poderlo seguir con exactitud.

Las personas en las que predomina *pita* –las típicas que siempre sobresalen en todo– tienden a hacer demasiadas cosas y se cansan enseguida de ellas. Padecen fatiga crónica y suelen tener problemas hepáticos.


## *Kafa*: la constitución agua/tierra

*Kafa*, la fuerza biológica agua/tierra, significa «flema» y «aquello que une las cosas». Es el asiento físico y emocional que proporciona sustancia a nuestro cuerpo, aportando fibra a nuestros tejidos. A nivel emocional, *kafa* es el amor y el apoyo en la vida, rige los sentimientos de la compasión, la devoción, la modestia, la paciencia y el perdón. En su expresión negativa, *kafa* es la avaricia, el apego y la autocompasión.

*Kafa* ayuda a asentar y a controlar las naturalezas de *vata* y *pita*. Ejerce una fuerza conservadora, sólida, estabilizadora y restrictiva sobre el cuerpo y la mente. *Vata* y *pita* dispersarían toda su energía sin *kafa*, que es la que reúne. La esencia sutil de todo el *kafa*, o agua en el cuerpo, se denomina *ojas*. *Ojas* es la reserva de energía primaria de todo el organismo y es la vitalidad del sistema inmunitario. Si se sufre una pérdida excesiva del *kafa* debido al estrés, una alimentación inadecuada o una enfermedad, se padecerá de una debilidad del sistema inmunitario y faltará el apoyo físico y emocional.

**Fisiológicamente, *kafa* rige:**

- la forma y la solidez
- el almacenamiento de energía
- la estabilidad
- la lubricación
- la firmeza de las articulaciones
- los fluidos del cuerpo
- el sentido del gusto

**A nivel mental y emocional:**

- la paciencia
- el perdón
- la compasión
- el amor
- el sentido de satisfacción profunda
- el sentido de firmeza y de pertenencia
- el apego
- la avaricia
- la inercia mental
- la monotonía

**Se localiza principalmente en:**

- el estómago
- el pecho
- la garganta
- la cabeza
- el páncreas
- los costados
- la linfa
- la grasa
- la nariz
- la lengua

Su localización principal es el estómago.

**Sus cualidades son:**

- pesadez
- lentitud
- acuosidad
- densidad
- monotonía
- frío
- espesor
- suavidad
- pegajosidad
- nebulosidad
- oleosidad
- humedad

*Kafa* **gobierna:**

- la construcción del cuerpo
- el anabolismo (construcción de sustancia)
- los sabores dulce y salado
- la infancia
- la mañana y la tarde
- el invierno y finales de la primavera

**Los trastornos de *kafa* son:**

- disminución del «fuego» digestivo
- náuseas después de comer
- apatía
- pesadez
- palidez
- escalofríos
- laxitud de los miembros
- tos
- dificultad respiratoria
- mucosidad
- somnolencia
- acumulación de grasa en el cuerpo
- congestión del sistema linfático

*Kafa* humedece el pecho o los pulmones, así como la garganta, la cabeza, los senos y los conductos nasales. En la boca y en la lengua produce la saliva. (La lengua es el órgano del gusto, la cualidad sensorial que según se dice pertenece al elemento agua.) *Kafa* crea el tejido adiposo, que es el que almacena el agua. También se conserva en los costados de la cavidad abdominal, en forma del fluido peritoneal. Una cantidad excesiva de *kafa* producirá un exceso de mucosidad y, por consiguiente, congestión.

## Las características de *kafa*

CONSTITUCIÓN: Las personas *kafa* son las más corpulentas de las tres constituciones, con cuerpo entre tamaño medio y grueso, fuerte estructura ósea y hombros y/o caderas amplios. Almacenan energía, lo que fomenta el aumento de su volumen. Se trata de individuos bien lubricados que no suelen padecer ninguno de los problemas asociados con la sequedad. Muchos tienen los dedos cuadrados y cortos.

**Peso:** Los *kafa* pueden mantener un peso moderado si hacen ejercicio con regularidad, pero por lo general no les gusta esforzarse. Engordan con facilidad, especialmente alrededor de la zona media del torso y las caderas, y les cuesta perder peso.

**Color de la piel:** Los *kafa* se broncean uniformemente y les gusta el sol. Su piel puede estar fresca al tacto, pero no fría. (No tienen las manos y los pies fríos hasta el extremo de los *vata*.) Muchas veces tienen una hermosa piel –suave y blanda, ligeramente grasienta, con una cantidad moderada de vello y muy pocos lunares–. No son propensos a los problemas dermatológicos, pero pueden padecer un estancamiento del sistema linfático debido a bloqueos de energía. Los *kafa* sudan con moderación y casi con la misma intensidad en cualquier clima.

**Cabello:** Los *kafa* suelen tener el cabello marrón o negro, ligeramente ondulado, con tendencia a áspero. El pelo grasiento puede resultar un problema, pero la calidad del brillo es buena.

**Uñas:** Las uñas son fuertes, largas y simétricas, con muy pocas variaciones.

**Ojos:** Los ojos suelen ser grandes, acuosos, tranquilos, frescos y estables. Algunas personas dicen que los *kafa* tienen «ojos de ciervo».

**Boca:** Los *kafa* a menudo tienen los dientes largos y uniformes. Si hay capa en la lengua, puede ser gruesa, blanca o no, con aspecto de estar cuajada. El sabor puede ser ligeramente dulce.

**Apetito:** Los *kafa* gozan de un apetito estable y moderado, aunque puedan tener una tendencia a comer según su estado emocional. Ayunar no les cuesta demasiado debido a su capacidad para almacenar energía, pero rara vez lo hacen. No suelen tener hambre cuando se levantan, pero alrededor de las 10 o las 11 les puede apetecer un ligero desayuno –quizás algún té de especias y una fruta– aunque pueden pasar perfectamente sin tomar nada. Puede que les guste tomarse un café a primera hora para que les estimule. Dos comidas al día suelen ser suficiente para un *kafa*.

DIGESTIÓN/EVACUACIÓN: Los *kafa* tienen un peristaltismo regular, con heces bien formadas pero no excesivamente duras. (Cuando están estreñidos responden bien a los laxantes no muy fuertes.) Tienen tendencia a sufrir fermentaciones debido a la humedad que tienen en su sistema, lo que les provoca problemas digestivos. También se pueden sentir pesados y somnolientos después de comer, debido a su lento metabolismo y su digestión perezosa.

MENSTRUACIÓN: Las mujeres *kafa* pueden tener períodos regulares, sin dolor y con un sangrado medio de color claro. Las contracciones, si las hay, son suaves y sordas. Pueden tender a la retención de agua y al edema.

CLIMA: Debido a su estabilidad, generalmente no les afectan demasiado los climas extremos. Prefieren los climas cálidos, pero no húmedos. Los climas fríos y húmedos pueden afectar sus tendencias físicas.

SEXUALIDAD: Los *kafa* siempre suelen tener deseo y disfrutan con el sexo. Les cuesta excitarse, pero una vez lo han conseguido pueden aguantar mucho tiempo. La fertilidad es particularmente alta.

EJERCICIO FÍSICO: Los *kafa* pueden aguantar un ejercicio físico intenso, pero es posible que no estén interesados en esta forma de emplear la energía. Cuando hacen deporte se sienten fuertes y sanos.

PULSO: El pulso es suave, «como el de un cisne». Es un pulso lento, rítmico y se puede notar la arteria fría y gruesa. No obstante, a veces es difícil encontrarles el pulso debido a la firmeza de la carne en el área de la muñeca.

Sueño: Los *kafa* se duermen pronto, tienen un sueño profundo y se levantan descansados y despiertos. Les gusta dormir más de la cuenta para almacenar energía.

Emociones: Les gusta evitar los enfrentamientos debido a su natural dulzura, que les lleva a la complacencia. No les agrada el cambio y les agotan las situaciones imprevistas. Son personas más bien calmadas, tranquilas, estables y serias, que gozan de la vida familiar y el hogar. Un individuo con exceso de *kafa* puede resultar demasiado pasivo, apegado, posesivo y codicioso. Una vez empieza a hacer algo y se compromete con una acción, suele terminarla.

Habla/mente: Los *kafa* pueden hablar despacio y con cautela, sin decir demasiado –se les ha de sacar la información–. Sólo iniciarán una conversación si tienen algo que decir. Su voz puede ser bastante melodiosa.

## Los estilos de vida *kafa* y *kafa* moderado

*Pat se despierta, en una fría y húmeda mañana de Seattle, se envuelve en el edredón y trata de dormir unos minutos más. Al cabo de un rato, se levanta perezosamente de su cama de agua y se prepara para ir a trabajar. Se pone un dulce perfume de rosas y un conjunto rosa. En el trabajo, el repartidor de los donuts llega a las 10 –Pat compra tres donuts y un brick de leche–. Su trabajo en el banco la obliga a estar sentada la mayor parte del día. A la hora de comer, encarga pollo frito con patatas fritas, una Coca-Cola Light fría y un yogur helado. Cuando vuelve a casa por la noche, enciende la televisión y come nachos con ración extra de queso, con un yogur helado de postre.*

Los climas fríos, húmedos, de bajas temperaturas –como el de Seattle– son de naturaleza *kafa*. La somnolencia y la inercia son atributos *kafa*. Los donuts son dulces, sabor que aumenta el *kafa*. Lo mismo sucede con el perfume de rosas y la ropa rosa, tanto el color como el aroma son dulces por naturaleza. El trabajo sedentario refuerza la naturaleza *kafa*, pesada, lenta, gruesa, estática, suave y apagada. El pollo frito, las patatas fritas, el queso, el yogur helado y las bebidas frías aumentan las cualidades físicas de pesadez, lentitud, frialdad, oleosidad, densidad, espesor, pegajosidad y embotamiento. También incrementará el embotamiento mental, las fijaciones emocionales, el exceso de indulgencia y la avaricia. Las camas de agua son demasiado suaves –y acuosas– para las personas *kafa*.

Vamos a ver ahora un estilo de vida *kafa* moderado para Pat:

*Es un día frío y húmedo en Seattle. Pat mantiene la casa cálida y seca. Duerme en una cama relativamente dura –cómoda, pero no demasiado suave o suntuosa–. Cuando se despierta, se levanta inmediatamente y hace algunas respiraciones profundas y algo de aeróbic suave durante un minuto o dos, para que fluya la sangre. Antes de ducharse utiliza una esponja de luffa para frotarse el cuerpo en seco a fin de estimular el sistema linfático. Desayuna fruta cocida y una infusión de especias. No toma nada en el trabajo y hace una comida nutritiva con verduras al vapor, cereales y ensalada, acompañada de una infusión caliente con especias, y vuelve a casa paseando. Por la noche hace una cena ligera y no come nada más hasta la mañana siguiente.*

Las personas *kafa* tienen mucha fuerza y resistencia. También tienen fe en la vida y en los que están a su alrededor. Pueden proporcionar la energía estable, nutritiva y firme que tan rara es en nuestros días –y que tanto se necesita.

He observado que estas personas han de ser tratadas con firmeza y con la suficiente energía como para hacerlas salir de su estado de complacencia. Se les ha de decir con buenas palabras lo que les sucederá si no hacen algo para salir de su inercia. Necesitan una motivación y seguir un régimen estricto.

# *Prakriti/Vikruti*:
# las compensaciones
# de la constitución física

En el interior de cada uno de nosotros existe un lugar de equilibrio, nuestra naturaleza o constitución básica, que el ayurveda denomina *prakriti*. *Prakriti* es la combinación de las tres *doshas* (*vata*, *pita* y *kafa*) que recibimos en el momento de la concepción y, por ende, se refiere a las tendencias o a la «naturaleza» innata del individuo. *Prakriti* no cambia nunca en el transcurso de nuestra vida. Influye en la actividad y en la conciencia y determina de qué modo responderá nuestro cuerpo al estrés.

También tenemos nuestro estado actual, nuestra situación «del momento». Esto es lo que se llama *vikruti*. Cuando una persona se encuentra más o menos libre de trastornos, podemos suponer que su *prakriti* (constitución inherente) y *vikruti* (condición actual) están más o menos equilibradas. Desgraciadamente, la dieta, el estilo de vida, la edad, las emociones, el entorno y demás tienen la capacidad de desequilibrar nuestra constitución.

Algunos practicantes de ayurveda han descubierto la utilidad de asignar un valor numérico a los niveles de *vata* (V), *pita* (P) y *kafa* (K) que constituyen la *prakriti* de un individuo. Para los propósitos de esta guía, el valor más elevado será 4 y el más bajo 1.

Por ejemplo, mi *prakriti* es: V1, P3, K2.

En otras palabras, mi *prakriti* es predominantemente *pita*, con una cantidad secundaria de *vata* y *kafa*.

Ahora, supongamos que estoy dando conferencias, que viajo mucho y que no tengo horarios regulares. A causa de ello empiezo a sufrir insomnio y tengo sensación de sequedad en el cuerpo, aerofagia y estreñimiento. Debido a la elección del estilo de vida, una medición aproximada de mi constitución actual (*vikruti*) mostraría un *vata* elevado. He de tomar medidas para bajarlo y hacer que vuelva a su lugar de V1.

Nuestra *prakriti* es el lugar donde reside nuestra salud. No estamos intentando que *vata*, *pita* y *kafa* se encuentren en proporciones iguales, lo cual contradeciría nuestra naturaleza básica. Estamos tratando de volver a aquello con lo que hemos nacido, a nuestro centro de equilibrio.

Voy a poner otro ejemplo. Una vez más mi *prakriti* es: V1, P3, K2.

En un caluroso día estival decido tomar una copiosa comida italiana con mucho ajo y salsa de tomate. Por la noche, empiezo a sentir quemazón en el intestino. Mis heces son muy sueltas y queman. Tengo un poco de erupción en la cara y estoy irritable.

Los alimentos que he tomado eran *pita* –o provocadores de fuego–; por consiguiente, mi condición actual o *vikruti* denota un *pita* elevado que necesita volver a su nivel de P3. Sólo entonces empezaré a sentirme bien.

Debería ingerir algunas hierbas para compensar el *pita* y que éste vuelva a su nivel. (Con frecuencia la *dosha* predominante de una persona es la que más fácilmente se desequilibra.)

Puesto que muchos tratamientos y medicinas en Occidente sólo tratan los síntomas, pero no tienen en cuenta nuestra verdadera naturaleza, pueden desequilibrarnos todavía más. Intentar manejar una situación con terapias cada vez más complejas puede alejarnos de la simplicidad e inocencia de la naturaleza y de nuestro yo más profundo. La salud es nuestro estado natural. La meta del ayurveda es restaurar nuestra naturaleza básica (*prakriti*) y ayudarnos a vivir en armonía con ella.

# Descubre tu constitución básica (*prakriti*) y tu condición actual (*vikruti*)

Cuando hagas el siguiente test, ten presente que estás tratando de determinar tu *prakriti*. Basa tus elecciones en lo que ha sido más constante en tu vida durante un período de tiempo considerable. Luego habrá otro test para *vikruti*.

## Evaluación de nuestra constitución (*prakriti*)

Lo que hay que recordar al hacer el test:

1. Ciertos atributos fijos —como la estructura física, el peso, la forma de los brazos y piernas y la complexión— y el estado del metabolismo y la digestión nos indican nuestra *prakriti*.

2. Nuestros hábitos y tendencias de siempre también son buenos indicadores.

3. Si en algunas de las clasificaciones te reconoces con dos o tres frases, márcalas todas. Señala cada línea con la que te identifiques con V, P o K, luego cuenta el número total de cada letra.

4. Si no tienes una idea clara de ti mismo en algunas áreas, pide a un amigo que te ayude a definir dónde te encuentras en relación a algunas de las preguntas.

## 1. Estructura corporal:

- *Vata:* más alto o más bajo de la media; delgado, constitución enjuta.
- *Pita:* estatura media; desarrollo físico moderado.
- *Kafa:* corpulento, fornido, bien desarrollado físicamente; puede ser alto pero con una constitución sólida.

## 2. Peso:

- *Vata:* poco peso o peso variable tanto para engordar como para adelgazar; venas y huesos prominentes.
- *Pita:* peso moderado; buen tono muscular.
- *Kafa:* pesado, firme; puede ser obeso.

## 3. Color de la piel:
(Hay que tener en cuenta la raza):

- *Vata:* sombría, marrón o grisácea, en general oscura.
- *Pita*: tonalidad rojiza, rubicunda, sofocada, resplandeciente.
- *Kafa*: blanca, pálida; ni roja ni sofocada.

## 4. Textura y temperatura de la piel:

- *Vata:* fina, seca, fría, agrietada, áspera; puede tener venas prominentes.
- *Pita:* caliente, húmeda, rosada; puede tener lunares, pecas, acné.
- *Kafa:* blanca, gruesa, fresca, saturada, suave, blanda y oleosa.

## 5. Cabello:

- *Vata:* seco, áspero, escaso.
- *Pita:* fino, suave; puede ser canoso a una edad temprana; tendencia a la calvicie.
- *Kafa:* aceitoso, grueso; ondulado, lustroso, abundante.

## 6. Ojos:

- *Vata:* pequeños, secos, apagados, móviles; pueden parpadear mucho; movimiento ocular errático.
- *Pita:* tamaño medio; pueden tener la esclerótica roja (parte blanca) o los ojos inflamados; suelen ser penetrantes y muy sensibles a la luz.
- *Kafa:* amplios, prominentes; esclerótica blanca.

## 7. Cara:

- *Vata:* larga, delgada, pequeña; pueden aparecer arrugas prematuras.
- *Pita:* rasgos afilados; tamaño moderado.
- *Kafa:* redonda, larga; contornos suaves.

## 8. Hombros:

- *Vata:* delgados, pequeños, encorvados; pueden tener el pecho hundido.
- *Pita:* tamaño medio.
- *Kafa:* amplios, bien desarrollados.

## 9. Brazos:

- *Vata:* pueden ser demasiado largos o demasiado cortos en proporción al cuerpo; poco desarrollados y huesudos.
- *Pita:* longitud media con una constitución moderada.
- *Kafa:* gruesos, redondos, bien desarrollados.

## 10. Articulaciones:

- *Vata:* secas, emiten crujidos.
- *Pita*: medianas, suaves, laxas; pueden tener inflamaciones.
- *Kafa:* grandes y fornidas.

## 11. Piernas:

- *Vata:* delgadas, a menudo excesivamente largas o cortas; rodillas huesudas.
- *Pita:* tamaño y fortaleza media.
- *Kafa:* grandes y robustas.

## 12. Uñas:

- *Vata:* finas, quebradizas, secas, agrietadas; posiblemente mordidas.
- *Pita:* blandas, rosadas, bien formadas.
- *Kafa:* suaves, firmes, grandes, blancas.

### 13. Orina:

- *Vata:* escasa, incolora.
- *Pita*: abundante, amarilla oscura o marrón clara.
- *Kafa:* de color blanco lechoso.

### 14. Heces:

- *Vata:* secas, duras, evacuación difícil acompañada de gases; tendencia al estreñimiento y a la irregularidad.
- *Pita:* sueltas, abundantes; a veces de color amarillento.
- *Kafa*: cantidad moderada, sólidas, bien formadas; puede haber mucosidad en las heces.

### 15. Apetito:

- *Vata:* desigual, es decir, un día buen apetito y al siguiente tener aerofagia y mala digestión; o tener hambre un día y al siguiente no.
- *Pita:* mucho apetito; se pondrán nerviosos si no comen a su hora.
- *Kafa:* apetito coherente, metabolismo lento; pueden comer para mitigar las emociones negativas.

### 16. Circulación:

- *Vata:* mala, variable; manos, pies y cuerpo fríos.
- *Pita:* buena circulación, calor.
- *Kafa:* circulación lenta; manos frías, cuerpo caliente.

### 17. Actividad:

- *Vata:* rápido, cambiante, desigual; hiperactivo.
- *Pita:* motivado, orientado hacia una meta, intenso, competitivo.
- *Kafa:* lento, deliberado, constante.

## 18. Sensibilidad:

- *Vata:* sensible al viento, al frío y a la sequedad.
- *Pita:* sensible al calor, al fuego; agravado por demasiado sol.
- *Kafa:* sensible al frío, a la humedad, a las zonas de niebla; les gusta el sol.

## 19. Tendencia a la enfermedad:

- *Vata:* enfermedades del sistema nervioso, artritis, dolores y molestias pasajeras, trastornos intestinales, aerofagia, trastornos mentales y emocionales.
- *Pita:* fiebre, infecciones, inflamaciones, úlceras, colitis, enfermedades circulatorias, erupciones, prurito con rojez en la piel, calor.
- *Kafa:* enfermedades con mucosidad, problemas respiratorios, retención de líquido, bloqueos, depresión.

## 20. Resistencia:

- *Vata:* resistencia variable; pueden tener un sistema inmunitario débil.
- *Pita:* resistencia media; tendencia a las infecciones, calor, condiciones inflamatorias.
- *Kafa:* mucha resistencia, generalmente buen sistema inmunitario.

## 21. Medicación:

- *Vata:* pueden experimentar reacciones rápidas e inesperadas a la medicación; dosis bajas.
- *Pita:* reacciones medias; dosis medias.
- *Kafa:* reacciones lentas; dosis altas.

## 22. Voz:

- *Vata:* puede ser profunda, débil, irritada debido a la falta de humedad.

- *Pita:* aguda, penetrante; puede tener un tono alto.
- *Kafa:* suave, profunda; buen tono.

## 23. Habla:

- *Vata:* rápida, habladores, desordenados.
- *Pita:* moderada, convincente, intensa, argumentativa, poderosa.
- *Kafa:* tranquila, deliberada, lenta.

## 24. Sueño:

- *Vata:* sueño superficial, pueden padecer insomnio, se despiertan durante la noche y no pueden conciliar el sueño al pensar en sus preocupaciones.
- *Pita:* sueño moderado; si se despiertan se vuelven a dormir con facilidad.
- *Kafa:* sueño profundo; duermen profundamente pero pueden estar muy atontados cuando se despiertan.

## 25. Pulso:

- *Vata:* el pulso será rápido, débil, «resbaladizo», de 80 a 100 pulsaciones por minuto.
- *Pita:* el pulso será intermitente como «una rana que salta», rápido y prominente, con un ritmo entre 60-75 pulsaciones por minuto.
- *Kafa:* pulso fuerte, regular, amplio, constante y lento, 60-70 pulsaciones por minuto; puede ser difícil de encontrar debido a la grasa y al grosor de la piel alrededor de la muñeca.

Cuenta el número de veces que hayas seleccionado V, P y K y coloca los totales en las casillas correspondientes que hay a continuación.

Luego determina con la escala la fuerza relativa de cada *dosha.* Por ejemplo, si tu *vata* total era 7, el *vata* de tu *prakriti* será 2. Si el total de *pita* es 16, tu *pita* será 3. Si tu *kafa* total es 2, tu proporción *kafa* es 1.

Total *vata*___     Total *pita*___     Total *kafa*___

> 1-6 = representa 1
> 7-12 = representa 2
> 13-18 = representa 3
> 18-24 = representa 4

Mi *prakriti* es: V___   P___   K___

Todos tenemos siete posibilidades distintas de *prakriti*:

- Predominantemente *vata*
- Predominantemente *pita*
- Predominantemente *kafa*
- Cantidades iguales de:
  - *vata/pita*
  - *vata/kafa*
  - *pita/kafa*
  - *vata/pita/kafa*

## Evaluación actual de la condición *vikruti*

Cuando se sufre un desequilibrio menor o importante, existen ciertos tipos de síntomas que se pueden clasificar como *vata*, *pita* o *kafa*, según su naturaleza. Mientras *prakriti* es aquello con lo que nacemos, *vikruti* muestra qué es lo que está desequilibrado. Para determinar *vikruti* es importante evaluar la *dosha* de la condición que se manifiesta. Una forma fácil de hacerlo es enumerar todos los síntomas y luego tratar de valorar cada uno para ver si es de naturaleza *vata*, *pita* o *kafa*. Por ejemplo, si padecemos indigestión, intentaremos describir lo que se asocia a la misma, como: «eructos ácidos y sensación de quemazón en el estómago y en el colon. Tengo una erupción en la cara después de comer.» Esto indicaría que es un trastorno digestivo *pita*. Se ha de tratar *vikruti* hasta la desaparición de los síntomas; luego podemos volver a nuestro estilo de vida y a las dietas propias de nuestra *prakriti*.

Hay que recordar que algunas personas llevan tanto tiempo con trastornos que no pueden averiguar cuál es su *prakriti* hasta que se han resuelto algunos de sus desequilibrios. Primero se ha de tratar lo que se está manifestando en el presente. En las condiciones complicadas, es posible que haya más de una *dosha* que esté descompensada. Daré algunas sugerencias respecto a lo que debe hacerse en estos casos, pero, cuando se trata de una enfermedad más seria, lo mejor será recurrir a un médico ayurvédico.

Este test te dará una idea de cómo evaluar nuestra condición actual. No has de responder a todas las preguntas, puesto que puede que algunas no tengan nada que ver con tu situación. El número más alto te mostrará cuál es tu *vikruti*. Sigue la dieta y las recomendaciones sobre el estilo de vida hasta que la situación esté bajo control y te sientas mejor. Luego vuelve a la dieta habitual para tu *prakriti*.

Puede que descubras que tu *vikruti* es una exacerbación de tu *prakriti*. Por ejemplo, si tienes una *prakriti pita* puede que tu *vikruti* también lo sea. La *dosha* más prominente en nuestra constitución suele ser la que se agrava. El test está orientado a evaluar las condiciones agudas como los resfriados, la gripe, la tos y los trastornos estomacales.

## 1. Color de la piel:

- *Vata:* oscura, marrón, cetrina.
- *Pita:* roja, amarilla, con erupciones.
- *Kafa:* blanca, pálida.

## 2. Mucosidades:

- *Vata:* color claro, ligeras, acuosas.
- *Pita:* amarillas, verdes, algo sanguinolentas.
- *Kafa:* blancas o de color claro, densas, «pegajosas».

### 3. Circulación:

- *Vata:* frío en el cuerpo; difícil de mantener caliente.
- *Pita:* generalmente caliente; a veces calor en distintas zonas del cuerpo.
- *Kafa:* en general frío; posiblemente manos y pies fríos.

### 4. Descargas:

- *Vata:* gases, eructos, articulaciones crujientes.
- *Pita:* sangrado, pus, inflamación, erupciones.
- *Kafa:* ensalivación, exceso de humedad.

### 5. Tipo de dolor:

- *Vata:* fuerte, pulsatil, penetrante, intenso, variable, migratorio, intermitente.
- *Pita:* medio, ardiente.
- *Kafa:* pesado, sordo, constante.

### 6. Tipo de fiebre:

- *Vata:* temperatura moderada, variable o irregular, sed, ansiedad, nerviosismo.
- *Pita:* temperatura alta, sensación de quemazón; sed, sudoración, irritabilidad, delirio.
- *Kafa:* fiebre baja; embotamiento, pesadez; fiebre constante.

### 7. Sabor inusual en la boca:

- *Vata:* astringente, seco.
- *Pita:* amargo o picante, mayor cantidad de saliva.
- *Kafa:* dulce o salado, mucha saliva, expulsión de mucosidad.

### 8. Tipo de tos:

- *Vata:* tos seca con poca mucosidad; dificultad al inhalar; sensación de obstrucción.

- *Pita:* la tos es caliente; flema de color amarillo o verde, puede haber algo de sangre.
- *Kafa:* mucha mucosidad con mucha congestión.

## 9. Garganta:

- *Vata:* seca, áspera; contracción dolorosa del esófago.
- *Pita:* dolor de garganta, inflamación, sensación de quemazón.
- *Kafa:* hinchazón, dilatación, edema, sensación de estar abombado.

## 10. Estómago/digestión:

- *Vata:* descenso de las secreciones, apetito irregular, eructos o hipo frecuente, opresión en el estómago, gases, abotargamiento.
- *Pita:* buen apetito, pero eructos ácidos, sensación de quemazón o ulceración.
- *Kafa:* digestión lenta, eructos con sabor dulce o con mucosidad, sensación de «como si la comida estuviera estancada».

## 11. Heces:

- *Vata:* estreñimiento, movimiento intestinal lento y doloroso; heces secas, pequeña cantidad.
- *Pita:* diarrea, es decir, heces acuosas; evacuación rápida o incontrolable; sensación de quemazón, aumento de la frecuencia, color amarillento.
- *Kafa:* sólidas; gran cantidad con poca frecuencia de eliminación; pueden contener mucosidad; prurito anal.

## 12. Orina:

- *Vata:* sin color; escasa, dificultad al orinar, aumento de la frecuencia o ausencia de orina.
- *Pita:* abundante, con sensación de quemazón; aumento de la frecuencia; amarilla, turbia, marrón o roja.

— *Kafa:* abundante con poca frecuencia; mucosidad en la orina, blanca o pálida.

## 13. Piel:

— *Vata:* seca, escamosa, áspera.
— *Pita:* roja, inflamada, picores.
— *Kafa:* hinchada por exceso de agua (edema).

## 14. Inicio de las molestias:

— *Vata:* rápido, variable, irregular.
— *Pita:* paulatino, con fiebre.
— *Kafa:* lento, constante.

## 15. Momentos del día en que se agrava la situación:

— *Vata:* amanecer, atardecer.
— *Pita:* mediodía, medianoche.
— *Kafa:* a media mañana, media tarde.

## 16. Estación en la que empeora:

— *Vata:* otoño, principios del invierno.
— *Pita:* verano, final de la primavera.
— *Kafa:* final del invierno, principio de primavera.

## 17. Factores externos agravantes:

— *Vata:* viento, frío, sequedad.
— *Pita:* calor, sol, fuego, humedad.
— *Kafa:* humedad, frío.

## 18. Alimentos que parecen empeorar la situación:

— *Vata:* alimentos secos, legumbres, alimentos fríos, alimentos crudos, alimentos rancios, bebidas carbonatadas, cafeína.

- *Pita*: comida picante y con especias, comidas saladas y ácidas, carne, tomate, cafeína, alimentos que provocan acidez.
- *Kafa*: productos lácteos, sal, dulces, bebidas frías, fritos, cafeína.

## 19. Emociones que experimentas ahora:

- *Vata*: miedo, ansiedad (quizás con hiperventilación), inseguridad, temblores, palpitaciones, inestabilidad, insomnio.
- *Pita*: irritabilidad, impaciencia, ira, frustración.
- *Kafa*: aletargamiento, tristeza, apatía, monotonía, somnolencia, depresión.

## 20. ¿Cómo has dormido últimamente?

- *Vata*: te despiertas durante la noche y no puedes volver a dormir; insomnio.
- *Pita*: te duermes con facilidad, pero tienes pesadillas, sudoración nocturna, sueño irregular.
- *Kafa*: duermes bien, pero estás muy adormilado por la mañana, excesivamente cansado.

Suma los totales de *vata*, *pita* y *kafa* y colócalos en los espacios en blanco. (Para este test, la cifra es el resultado de la suma, no es como en el primero en el que había una escala de valores.) Sigue la dieta para moderar la *dosha* que esté más elevada o más claramente desequilibrada respecto a tu escala de *prakriti* (condición básica).

Vata____     Pita____     Kafa____

Por ejemplo: V8, P2, K3. En este caso la rutina para moderar *vata* sería la más apropiada.

- Si *pita* y *kafa* están igualmente elevados, observa que ambos responden bien a las hierbas amargas. Sin embargo, la dieta ha de ser suave y no incluir productos lácteos, que son los que provocan *kafa*. Las especias no han de ser muy picantes (puesto que provocan *pita*).

- Si *vata* y *pita* están altos, la dieta ha de ser suave, con cereales dulces y verduras, y a ser posible algo de carne. Las especias también han de ser suaves. Los emolientes y las hierbas dulces, como la raíz de malvavisco, pueden ser apropiados según la condición (*véase* «Recomendaciones dietéticas»).

- Si *vata* y *kafa* están altos, sigue una dieta suave y caliente, puesto que ambos son de naturaleza fría. Toma muchas cosas calientes, infusiones de especias y alimentos fáciles de digerir, pero nutritivos, como estofados y sopas. Evita los alimentos fríos y los que provocan congestión como los lácteos.

- Si has observado que los síntomas son cambiantes, vuelve a hacer el test de *vikruti* y anota los resultados.

- Cuando hayan desaparecido las molestias, puedes volver a la dieta y recomendaciones propias de tu *prakriti* (constitución básica).

Los seres humanos suelen habituarse a alimentos que no son adecuados para ellos –o que moderan o exacerban sus propias tendencias negativas–. Las personas *vata* a menudo se vuelven hipoglucémicas debido a su afán por el dulce, que proporciona satisfacción al instante, pues nivela temporalmente los altibajos mentales del *vata*. Los adictos al trabajo *pita* pueden acostumbrarse a comer carne, especias picantes y sal, que les inflama y les hace ser todavía más impulsivos, intensos y orientados hacia una meta. Los individuos *kafa* es fácil que se habitúen a los alimentos pesados y grasos, que refuerzan su tendencia al estancamiento y la pesadez.

Hemos de invocar a nuestra inteligencia y conciencia creativa para dirigirnos hacia las cosas y cualidades que apoyen a nuestra esencia más profunda y verdadera. Cuando empecemos a incorporar los cambios en nuestra vida, habremos de hacerlo lentamente, y ser muy conscientes. No trates de modificar tu estilo de vida de golpe o estarás destinado al fracaso. Decide que vas a ir abandonando lentamente cierta actividad o alimento. Asegúrate de que te das las gracias por los pequeños pasos que vas dando para mejorar tu salud.

# El ayurveda y la dieta

## Los seis sabores

A fin de comprender por qué ciertas dietas y plantas son recomendables para ciertas *doshas*, es importante conocer los seis sabores (*rasas*) que imperan en nuestra vida.

DULCE: El sabor dulce se encuentra en los azúcares y en las féculas y se compone de los elementos tierra y agua. Algunos ejemplos de este tipo de alimentos son los cereales, los vegetales dulces y las frutas dulces. Este sabor desarrolla y refuerza los tejidos del cuerpo, suaviza las membranas mucosas y dispersa las sensaciones de quemazón. Los alimentos dulces aumentan la calidad de *kafa* en el cuerpo y promueven la tranquilidad, la alegría y la armonía mental. Ayuda tanto a la persona *vata* como a la *pita* porque a ambas les falta algo de la firmeza, la tenacidad y la suavidad propias de *kafa*. Sin embargo, hay que tener en cuenta que, si una persona posee una condición *kafa* con exceso de mucosidad o de grasa, el dulce aumentará esos rasgos característicos. Los dulces como los pasteles y las galletas hechos con harinas y edulcorantes refinados, son desaconsejables para cualquier constitución.

SALADO: El sabor salado está presente en la sal de mesa, la sal marina, la sal gema y las algas. Se compone de los elementos agua y fuego. El sabor salado aporta calor y humedad al cuerpo, por lo que aumenta la humedad y el calor de *pita*. En pequeñas cantidades, ayuda a la digestión, es sedante y suaviza los tejidos –todas las terapias adecuadas para la persona *vata*–. Los *pita* y los *kafa* deben abstenerse de tomar un exceso de sal, lo que agravaría sus síntomas.

PICANTE: El sabor picante podemos hallarlo en las especias como el jengibre y la cayena y contiene cantidades abundantes de elementos fuego y aire. El picante es caliente, seco y estimulante, aumenta el metabolismo (casi en un 15 por 100), contrarrestando las sensaciones de frío y ayudando a digerir. Los *kafa* pueden emplear una generosa cantidad de especias en su dieta para compensar su humedad, frío y estancamiento general. Los *vata* pueden usarlas para calentarse, pero deben ir con precaución porque también resecan; han de utilizar las especias con alimentos líquidos, calientes y aceitosos, como las sopas y los guisos. Los *pita* tienen bastante calor y pueden padecer de problemas de ardor, por lo que no necesitan demasiadas especias. Las personas que sufren una condición *pita*, como erupciones o inflamaciones, también han de evitar las especias.

ÁCIDO: El sabor ácido contiene los elementos tierra y fuego, alivia la sed y nutre, elimina el gas y estimula el crecimiento de los tejidos. Se encuentra en los alimentos fermentados como el yogur, el miso, los encurtidos, *buttermilk* (*véase* Glosario), y frutas ácidas, así como en frutas que provocan acidez. El ácido es bueno para los *vata,* ya que les calienta, les humedece y les asienta. Los *kafa* no han de tomar mucho ácido ya que les provocará más humedad y los *pita* pueden tener un exceso de calor o sensación de quemazón en el estómago y los intestinos. Hay que tener en cuenta que los plátanos tienen un sabor dulce, pero poseen un efecto postdigestivo ácido y pueden provocar sensación de ardor o agravar úlceras (condición *pita*).

AMARGO: El amargo contiene los elementos aire y espacio, se encuentra en hierbas como la genciana y la cúrcuma canadiense, y en alimentos como las hojas de diente de león y la remolacha. El sabor amargo es refrescante; seca y desintoxica, reduce todos los tejidos del organismo y le da ligereza al cuerpo y a la mente. Este sabor ayudará a los *kafa*, porque aligera y seca la fibra y el sistema de líquidos. También es bueno para los *pita*, ya que enfría su hígado y otras áreas y alivia la inflamación como, por ejemplo, en los casos donde hay fiebre. Una persona *vata* o con una condición *vata* no debe tomar muchos alimentos amargos en su dieta, ya que podrían causarle demasiada deshidratación.

ASTRINGENTE: El sabor astringente y seco se compone de los elementos aire y tierra, frena el exceso de secreciones como el sudor y la diarrea, promueve la sanación tisular y reafirma las células. Es apropiado para los húmedos *kafa*, puesto que les exprimirá como si fueran una esponja. También es adecuado para los *pita* porque secará el exceso de ácidos y la humedad. (Recordemos que en la constitución *pita* dominan los elementos fuego y agua.) Las hierbas astringentes también son beneficiosas para curar heridas. Entre los alimentos con sabor astringente se incluyen los arándanos, las manzanas y las granadas. Entre las hierbas astringentes tenemos la corteza de roble, el hamamelis y las hojas de frambuesa.

## Los sabores y las tres *doshas*

### *Vata*

| *Agravado por:* | *Equilibrado por:* |
|---|---|
| amargo | dulce |
| astringente | ácido |
| picante en exceso | salado |

Recordemos que queremos calmar el *vata*, no potenciarlo.

## Pita

| Agravado por: | Equilibrado por: |
|---|---|
| ácido | dulce |
| picante | amargo |
| salado | astringente |

El ácido, el salado y el picante son demasiado calientes para *pita*.

## Kafa

| Agravado por: | Equilibrado por: |
|---|---|
| dulce | picante |
| salado | amargo |
| ácido | astringente |

El dulce, el salado y los sabores ácidos poseen cualidades constitucionales acuosas que los *kafa* no necesitan.

## Formas puras y compuestas de los seis sabores

Es mennos probable que las formas compuestas de los sabores agraven *vata*, *pita* o *kafa*, puesto que requieren más asimilación y, por lo tanto, no tienen los fuertes y rápidos efectos de las formas puras.

| Sabor | Forma pura | Compuesta |
|---|---|---|
| dulce | azúcar | hidratos de carbono compuestos, arroz, cereales |
| salado | sal de mesa | algas |
| picante | pimienta de Cayena | especias suaves como ajo, cardamomo e hinojo |
| ácido | alcohol | alimentos fermentados (*buttermilk*) |

| Sabor | Forma pura | Compuesta |
|-------|-----------|-----------|
| amargo | amargo puro | amargo suave (diente de león y zumo de áloe vera) |
| astringente | taninos fuertes (corteza de roble) | astringentes, suaves (frambuesa roja) |

## *Agni*: «los fuegos digestivos»

*Agni*, que toma el nombre del dios hindú del fuego, es el «fuego biológico» que regula la digestión. *Agni* es:

- caliente
- seco
- ligero
- aromático
- sutil
- móvil
- penetrante

*Agni* es la llama creativa de la transformación que se halla presente en toda existencia. También es la sustancia acidificante que rompe los alimentos y estimula la digestión. *Agni* aumenta con el calor, las especias aromáticas como el jengibre, la pimienta negra y la cayena, pues cada una de ellas posee una naturaleza similar a *agni*.

*Agni* también conserva el mecanismo autoinmunitario del cuerpo. El *agni* fuerte destruye los microorganismos, las bacterias y las toxinas del estómago y del intestino delgado y grueso. También es el protector de la flora buena para el cuerpo. El color de la piel, el sistema de enzimas y el metabolismo, todos dependen de *agni*. Cuando su funcionamiento es óptimo, la destrucción de alimentos, la absorción y la asimilación se producirán correctamente.

Cuando *agni* está afectado debido a un desequilibrio en la constitución, el cuerpo no recibirá los nutrientes que necesita. Al final desembocará en una deficiencia del sistema inmunitario. Los restos alimenticios que no han sido digeridos correctamente se convierten en una sustancia fétida y pegajosa que obstruye el intestino y otros canales, como los vasos sanguíneos; en terminología ayurvédica, esto se denomina *ama,* o desecho no digerido. *Ama* se va acumulando y luego viaja a través de la sangre para ir a alojarse en los órganos más débiles. De este modo es como se manifiestan las enfermedades.

Todas las personas, con independencia de su constitución, han de intentar mantener en buena forma sus jugos gástricos para no acumular *ama*, puesto que disminuye el estado de salud general y la claridad mental.

Las personas *pita* suelen tener un *agni* alto.

Si es demasiado elevado debido a un exceso de ácidos digestivos, la comida puede atravesar el sistema muy deprisa, lo que da como resultado sensación de acidez.

Los *vata* suelen tener un *agni* irregular: un día pueden comer cualquier cosa y al siguiente todo lo que ingieren les sienta mal.

Los *kafa* suelen tener un *agni* bajo y, por consiguiente, dan muestras de un metabolismo lento y de pesadez.

### *Agni* mejora:

- comiendo los alimentos propios de su constitución (*prakriti*) o de su condición actual (*vikruti*);
- masticando bien;
- comiendo pequeñas cantidades,
  con comidas adecuadamente sazonadas,
  tomando antes de las comidas una pequeña cantidad de hierbas amargas, como extracto de diente de león o de alcachofera (los extractos amargos se pueden comprar en las tiendas de productos naturales; se toman de 15-20 gotas 15 minutos antes de la comida);
- comiendo alimentos limpios, naturales y frescos, y
- comiendo frutas y verduras del tiempo.

*Agni* empeora:

- comiendo demasiado;
- bebiendo bebidas frías o heladas, que apagan los jugos gástricos;
- tomando alcohol en las comidas;
- comiendo demasiado deprisa;
- comiendo poca variedad de alimentos;
- viendo la televisión, leyendo o conduciendo durante la comida;
- comiendo cuando se está triste;
- bebiendo café durante o después de la comida;
- comiendo alimentos artificiales, muertos o rancios, y
- comiendo alimentos cocinados en el microondas, que destruyen su «fuerza vital».

## Recomendaciones dietéticas

Para condiciones con predominio de *vata, pita* o *kafa*:

Seguir durante todo el año las recomendaciones dietéticas adecuadas para la *dosha* predominante y realizar los ajustes estacionales correspondientes cuando sea necesario.

### Para *vata-pita*:

Llevar una dieta para moderar el *vata* desde el otoño hasta el invierno y principios de primavera y luego otra para moderar el *pita* desde finales de primavera y todo el verano.

### Para *vata-kafa*:

Hacer el régimen para moderar el *vata* desde el verano hasta el otoño, y para moderar el *kafa* desde el invierno hasta la primavera.

**Para *pita-kafa*:**

Seguir la dieta para moderar el *pita* desde finales de primavera hasta el otoño y otra para moderar el *kafa* desde el invierno hasta principios de primavera.

**Para la condición tri-dóshica (*vata-pita-kafa*):**

Cambiar la dieta según la estación: la dieta para moderar el *vata* durante el otoño, para disminuir el *kafa* durante el invierno hasta principios de primavera y para bajar el *pita* desde finales de primavera y todo el verano.

### *Vata*

Los alimentos *vata* han de ser:

- muy nutritivos
- cocinados
- templados
- húmedos
- suavemente condimentados

Las comidas se han de consumir a horas regulares para aliviar la tendencia *vata* hacia la hipoglucemia y el nerviosismo. Este tipo de comida y de rutina contrarrestará la sequedad, el frío, la ligereza, la agitación, la dispersión y la naturaleza móvil de *vata*.

CEREALES: La avena y el arroz bien cocinados resultan muy saludables para los *vata*. El trigo sarraceno, el maíz, el mijo y el centeno también son muy recomendables, pero sólo cuando están cocidos con mucha agua porque, de lo contrario, podrían resecar a los *vata* o a las personas que se encuentran en una condición *vata*.

VERDURAS: A los *vata* les sientan mejor las verduras cocinadas que las crudas. Los vegetales duros como el apio es mejor que se los tomen en zumo. La salsa de tomate (no los tomates enteros) con especias pueden tomarla de tanto en tanto. También pueden tomar espárragos, remolacha, zanahorias, apio, ajo, okra (*véase* Glosario) cebollas, chirivía, rábanos, colinabo, nabo, boniato y castañas de agua. El brécol y otras verduras de la familia de las brassicas se pueden añadir a los guisados y a las sopas, o bien tomarse al vapor con una salsa de aceite y especias para compensar los efectos de formación de gases. Las ensaladas y las verduras crudas pueden resultar demasiado refrescantes y difíciles de digerir para los *vata*, por lo que a este tipo de personas se les recomienda no tomarlas a menos que sus procesos digestivos estén en buena condición.

FRUTAS: Son aconsejables la mayor parte de las frutas, a excepción de las astringentes o cualquiera que sea verde. Si esta última causa problemas digestivos, mejor hacer una compota de frutas con canela u otras especias suaves. Los *vata* no deben tomar frutos secos a menos que estén recuperados pues resecan demasiado a la persona *vata*. Pueden comer albaricoques, plátanos, cerezas, dátiles, higos, uvas, pomelos, limones, limas, mangos, papayas, melocotones, peras, caquis, piña, ciruelas, naranjas y mandarinas.

CARNES: Las carnes tienden a cimentar y a nutrir a los *vata* o a la condición *vata*, pero hay que recordar que las carnes pesadas pueden obturar la mente. Se aconseja comprar carne biológica siempre que sea posible y mejor el pollo y el pescado que el cerdo y el buey.

LEGUMBRES: Las *mung dal* (judías mungo, *Phaseolus aureus*) (*véase* Glosario) son las mejores para los *vata*. Éstos pueden tomar productos de soja con moderación si no les causan molestias.

FRUTOS SECOS Y SEMILLAS: Los *vata* pueden tomar frutos secos con moderación. Los cacahuetes no son recomendables, porque coagulan la sangre. Las mantequillas de frutos secos son mejores, pero también hay que tomarlas moderadamente.

Pueden comer almendras (sin piel), nueces negras, anacardos, coquitos, coco, pacanas, piñones, pistachos, macadamia, semillas de lino, halva (*véase* Glosario), zaragatona, pipas de calabaza, sésamo y pipas de girasol.

ACEITES: El aceite de sésamo es el mejor para los *vata*, mientras que el de alazor es el peor. El aceite de oliva, el *gui* (*véase* glosario) y el aceite de almendra también son aconsejables.

PRODUCTOS LÁCTEOS: Todos los productos lácteos son buenos para los *vata* que no sean alérgicos a los mismos. Los quesos duros, sin embargo, deben calentarse para hacerlos más líquidos. El lassi, una bebida hecha de yogur mezclado con agua y especias (*véase* Glosario), es especialmente bueno para los *vata*.

DULCES: Los *vata* han de usar los edulcorantes con moderación. Un edulcorante saludable es el Sucanat® (*véase* glosario), hecho de zumo deshidratado de azúcar de caña orgánico.

Especias: Las especias ayudarán a digerir y a contrarrestar los gases, pero resecan −por lo que se habrán de usar sólo en las comidas para moderar el *vata* o en las infusiones. Se recomienda especialmente el anís, el hinojo, el clavo, la pimienta, el laurel, la piel de naranja, el orégano, el romero, el ajo, el comino, la canela, el *hingashtak* (una combinación de hierbas para los gases y la digestión que se puede encontrar en los mercados de la India del Este), el cardamomo y la nuez moscada.

Hierbas: Las hierbas para las constituciones o condiciones *vata* incluyen:

*codopnosis* (*Codopnosis pilosula*; china *Dang shen*)
Gingseng americano (*Panax quinquefolium*)

dong quai (*Angelica sinensis*)
angélica (*Angelica archangelica*)
raíz de malvavisco (*Althea officinalis*)
zumo o gel de áloe vera (*Aloe barbadensis*) mezclado con
una pizca de jengibre para contrarrestar la naturaleza
fría del áloe.
*shatavari* (*Asparagus racemosus*)
*ashwagandha* o cerezo de invierno (*Withania somnifera*)
*slippery elm* (*Ulmus fulva*)
regaliz (*Glycyrrhiza glabra*)

## Hierbas para la eliminación:

*triphala* (*Myrobalan*)
semillas de zaragatona (*Plantago psyllium*)

## Hierbas para los nervios:

albahaca (*Ocinum* spp.)
semillas de biota (*Biota orientalis*)
valeriana (*Valeriana officinalis*)
dátiles de azufaifo (*Ziziphus jujuba*)
avena sativa (*Avena sativa*)

Las hierbas mencionadas se pueden mezclar con hierbas
para los nervios refrescantes y amargas, como las escutelarias
y la pasiflora. Se ha de combinar la energía caliente de las
hierbas con otras de carácter refrescante que contrarrestan
la condición de frescor.

## Otras hierbas para moderar *vata*:

naranjo amargo (*Citrus aurantium*)
jengibre fresco (*Zingiber officinalis*)
hinojo (*Foeniculum vulgare*)
espino albar (*Crataegus oxyacantha*)
sasafrás (*Sassafras albidum*)

zarzaparrilla (*Smilax* spp.)
citronella (*Cymbopogon citratus*)
escaramujo (*Rosa* spp.)

Los *vata* tienen tendencia a las adicciones, por lo que han de evitar todas las sustancias adictivas: drogas, alcohol, cigarrillos, cafeína, azúcar refinado, etc.

*Vata* se calma con la aplicación regular de aceites. Yo uso la siguiente mezcla:

0,67 cl de aceite de sésamo
0,67 cl de aceite de almendras
10 gotas de aceite esencial de lavanda
10 gotas de aceite esencial de geranio

Mezclar los ingredientes y usar diariamente untando todo el cuerpo. Los pies se pueden masajear durante la noche para asegurar un sueño más relajado.

### *Pita*

La comida *pita* ha de ser:

- de naturaleza fría,
- con pocas especias,
- de sabor dulce y
- con pequeñas cantidades de amargo y astringente.

La comida no ha de llevar muchas especias, picantes, ácidos o sal. Los *pita* han de evitar la carne y el alcohol. Pueden tomar verduras al vapor o fritas con poco aceite y, si su digestión es buena, también pueden acudir a los vegetales crudos. También pueden tomar especias suaves y el entorno para comer ha de ser tranquilo. (Los *pita* no han de comer mientras están en una reunión de negocios, tampoco deben hablar de temas que absorban su energía durante la cena.) En general, a las personas *pita* lo que más les conviene es una dieta vegetariana.

CEREALES: Cebada, arroz, avena, trigo, amaranto, cuscús, tapioca.

VERDURAS: Todas las verduras dulces y amargas son apropiadas. Es preferible evitar los vegetales ácidos, como los tomates, y los picantes, como los rábanos. Ocasionalmente pueden tomar cebollas blancas o amarillas al vapor; las rojas o moradas son demasiado picantes, al igual que los pimientos. Los *pita* pueden comer espárragos, alcachofas, remolacha cocida, brécol, coles de Bruselas, col, coliflor, cilantro, pepino, apio, judías verdes, verduras de hoja verde, lechuga, champiñones, okra, aceitunas negras, guisantes, perejil, patatas, calabacín, boniatos, calabaza, gramas y germinados.

FRUTAS: Las frutas dulces son adecuadas; deben evitarse las ácidas. La papaya es demasiado caliente y los plátanos producen acidez. Los higos y las uvas dulces están especialmente indicados para los *pita*, al igual que las manzanas dulces, el aguacate, frutos del bosque, cerezas, coco, dátiles, higos, limas, melón, peras, ciruelas, granada, ciruelas secas y pasas. Algunos *pita* pueden tolerar las naranjas dulces y la piña, pero para otros pueden resultar irritantes.

CARNES: Los *pita* han de evitar comer pescado porque es de naturaleza «caliente» y tiende a causar alergias. El pescado fresco de agua dulce es la mejor opción. Las carnes suelen potenciar la agresividad e irritabilidad de los *pita*. Las que resultan más suaves para los *pita* son las carnes blancas, el pollo, el pavo, el conejo y el venado.

LEGUMBREs: Los *pita* pueden tomar todo tipo de legumbres, incluyendo las azuki, toda clase de judías secas blancas y negras, garbanzos, frijoles, lentejas, *mung dal* (*véase* Glosario), guisantes, alubias pintas, productos de soja, legumbres partidas sin cáscara, y *tempeh*.

FRUTOS SECOS Y SEMILLAS: Los *pita* han de evitar la mayor parte de los frutos secos porque son demasiado aceitosos. No se recomiendan los cacahuetes porque coagulan la sangre. De tanto en tanto pueden tomar pequeñas cantidades (una cucharada sopera o menos) de nueces, pacanas, coquitos, anacardos (ocasionalmente). Las grandes dosis producirían un efecto desequilibrador en los *pita*. Los más apropiados son las almendras (remojadas y peladas), el coco, las pipas de calabaza (sin sal), las pipas de girasol, el lino y los piñones.

ACEITES: Los *pita* sólo deben ingerir los siguientes aceites: aceite de girasol, *gui* (*véase* Glosario), aceite de oliva, aceite de colza. A nivel externo el aceite de coco les puede resultar bastante refrescante.

PRODUCTOS LÁCTEOS: Los *pita* pueden tomar mantequilla sin sal, queso blando sin sal, requesón, leche, el batido de yogur lassi y *gui* (*véase* Glosario).

DULCE: El sabor dulce enfría a los *pita*. Es mejor evitar grandes cantidades de melazas y de miel, puesto que ambas son calientes. Los *pita* pueden tomar edulcorantes de frutas, sirope de cebada malteado, sirope de arce, sirope de arroz, Sucanat® (*véase* Glosario) o azúcar cande.

ESPECIAS: Se recomiendan la albahaca fresca, cardamomo, cilantro, canela, eneldo, hinojo, jengibre fresco, menta, naranjo amargo, azafrán, cúrcuma y pequeñas dosis de comino, pimienta negra y vainilla.

HIERBAS: La lista de hierbas recomendadas a continuación son las más apropiadas para los *pita* y las condiciones *pita*, como el calor y la inflamación. Las hierbas con energía refrescante, dulce, amarga y astringente son las más adecuadas para los *pita*.

**INFUSIONES DE HIERBAS PARA LOS *PITA* Y LAS CONDICIONES *PITA*:**

nébedo (*Nepeta cataria*)
alfalfa (*Medicago sativa*)
violeta (*Viola* spp.)
menta (*Mentha* spp.)
alsine media (*Stellaria media*)
ortiga menor (*Urtica urens*)
frambuesa (*Rubus* spp.)
amor de hortelano (*Galium* spp.)
canela con moderación (*Cinnamomun zeylanicum*)
cardamomo con moderación (*Elettaria cardamomum*)
hojas de fresa (*Fragaria* spp.)
sustitutos del café (Eko, Bambú, etc.)

**HIERBAS CALMANTES Y RELAJANTES:**

lavanda (*Lavandula* spp.)
pétalos de rosa (*Rosa* spp.)
escutelarias (*Scutellaria* spp.)
pasiflora (*Passiflora incarnata*)
semillas de biota (*Biota orientalis*)
semillas de azufaifo (*Zizyphus espinosa*)
manzanilla (*Matricaria chamomila*)
melisa (*Melissa officinalis*)
avena sativa (*Avena sativa*)

**HIERBAS PARA EL HÍGADO (ÓRGANO *PITA*):**

corteza de agracejo (*Berberis* spp.)
hoja y raíz de diente de león (*Taraxacum vulgare*)
hinojo (*Foeniculum vulgare*)
genciana (*Gentiana* spp.)
lúpulo (*Humulus lupulus*)
cardo mariano (*Sylibum marianum*)
zarzaparrilla (*Smilax* spp.)
semilla y raíz de bardana (*Arctium lappa*)
trébol (*Trifolium pratense*)

acedera (*Rumix crispus*)
cúrcuma (*curcuma longa*)

<small>HIERBAS PARA REFORZAR Y CREAR ENERGÍA EN UNA PERSONA *PITA*:</small>
áloe vera (*Aloe* spp.)
regaliz (*Glycyrrhiza glabra*)
raíz de malvavisco (*Althea officinalis*)
raíz de peonía (*Paeonia lactiflora*)
consuelda (*Symphytum officinale*)
olmo (*Ulmus fulva*)
shitavari (*Asparagus racemosus*)

<small>HIERBAS PARA LA EVACUACIÓN:</small>

Para heces sueltas:
    amalaki (*Embilica officinalis*)
    semillas de zaragatona (*Plantago psyllium*)

La combinación de estas dos semillas es muy eficaz. Mezclar en partes iguales y tomar dos cápsulas tamaño «00»[1] antes de acostarse.

Para el estreñimiento:
    ciruelas secas
    cáscara sagrada

<small>HIERBAS PARA LA INFECCIÓN Y LA INFLAMACIÓN (CONDICIONES *PITA*):</small>

equinácea (*Echinacea purpurea-angustifolia pallida*)
cúrcuma canadiense (*Hydrastis canadensis*)
Oregon grape (*Mahonia repens*)
barba de capuchino o liquen (*Usnea longissima* y otras)
eupatorio (*Eupatorium perfoliatum*)

---

1. En Estados Unidos es bastante común la presentación de las fórmulas de las hierbas en cápsulas. Actualmente, en España, sólo van en cápsulas las fórmulas estándar preparadas en los laboratorios y las fórmulas preparadas en la farmacia o en el herbolario son a base de concentrados hidrofílicos, extraídos de la decocción de la hierba. (*N. de la T.*)

# *Kafa*

La comida *kafa* ha de ser:

- caliente, seca, de naturaleza ligera;
- con sabor picante, amargo y astringente;
- condimentada y
- rica en verduras.

Los *kafa* y las personas con esa condición han de evitar o reducir los sabores dulce, ácido y salado. Las comidas fritas o grasientas son muy perjudiciales para ellas.

CEREALES: Los cereales calientes y secos como el trigo sarraceno y el mijo son buenos para los *kafa*, al igual que la cebada, el arroz, el maíz, los cereales secos, cuscús, las galletas *crackers* (sin sal), el muesli, los copos de avena secos y la polenta. Los panes se han de evitar a menos que sean tostados.

VERDURAS: Los *kafa* pueden comer la mayoría de las verduras. No se recomienda que tomen boniatos, calabaza, calabacines, tomates verdes y pepino.

FRUTAS: Evitar las frutas ácidas y dulces. Pueden comer frutos secos. Los zumos de frutas fríos pueden formar mucosidad, pero se pueden tomar calientes y en pequeñas cantidades.

CARNE: La mejor forma de tomarlas es asada o a la parrilla, siempre en poca cantidad: pollo, huevos, pescado de agua dulce, pavo (carne blanca), langostinos, conejo.

LEGUMBRES: Azuki, judías negras, garbanzos, lentejas, judías blancas, guisantes, judías pintas, productos de soja, *tempeh*.

FRUTOS SECOS Y SEMILLAS: Evitar los frutos secos. Pueden comerse palomitas de maíz, pero sin sal ni mantequilla, así como pipas de girasol y de calabaza.

ACEITES: En general, evitar los aceites, pero cuando sea necesario, utilizar aceite de maíz, de colza, de girasol, *gui* (*véase* Glosario) y de almendra.

PRODUCTOS LÁCTEOS: Evitar la mayoría de los productos lácteos, aunque pueden tomar *gui* o mantequilla sin sal en pequeñas cantidades, requesón hecho de leche descremada, queso de cabra (sin sal), leche de cabra, bebida de yogur *lassi* (*véase* Glosario) y leche de soja (sin aceite añadido).

EDULCORANTES: Miel pura en pequeñas dosis.

ESPECIAS: Todas las especias son buenas, excepto la sal. Hay una especia que es particularmente beneficiosa para los *kafa*: *trikatu* (*véase* Glosario), que rompe las mucosidades y facilita la digestión.

HIERBAS: Entre las hierbas para la constitución *kafa* encontramos:

> áloe vera/gel (*aloe* spp.)
> *Angelica archangelica*
> helenio (*Inula* spp.)
> ginseng siberiano (*Eleutherococcus senticosus*)
> *dong quai* (*Angelica sinensis*)
> *ashwagandha* (*Withania somnifera*)

Por lo general, los *kafa* no necesitan hierbas para su constitución, sino más bien estimulantes, como las especias, que ayudan a romper la congestión en su cuerpo. Las hierbas tonificantes arriba mencionadas –muchas de las cuales tienen una energía caliente y ayudan a moverla– son apropiadas para los *kafa* que se sienten débiles y agotados.

HIERBAS PARA LIMPIAR:

> agracejo (*Berberis* spp.)
> corteza de mirto (*Myrica cerifera*)

cáscara sagrada
lúpulo (*Humulus lupulus*)
diente de león (*Taraxacum vulgare*)
bardana (*Arctium lappa*)
raíz de Oregon grape (*Mahonia repens*)
cardo mariano (*Silybum marianum*)
cúrcuma (*Curcuma longa*)
gálbulos de enebro (*Juniperus* spp.)
eucalipto (*Eucalyptus globulus*)
hinojo (*Foeniculum vulgare*)

## HIERBAS PARA LA MUCOSIDAD:

helenio (*Inula* spp.)
jengibre (*Zingiber officinalis*)
marrubio (*Marrubium vulgare*)
hisopo (*Hyssopus officinalis*)
tomillo (*Thymus vulgaris*)
ajo (*Allium sativum*)
grindelia (*Grindelia robusta*)
raíz de malvavisco (*Althea officinalis*): ayuda a licuar las mucosidades; se puede añadir en pequeñas dosis a las fórmulas para la tos; en cantidades excesivas pueden aumentar *kafa* y *ama* (toxinas).
regaliz (*Glycyrrhiza glabra*): la raíz de regaliz en pequeñas dosis ayuda a licuar la mucosidad, en exceso a algunas personas les puede provocar retención de agua.

## OTRAS HIERBAS PARA *KAFA*:

alfalfa (*Medicago sativa*)
manzanilla (*Matricaria chamomila*)
lavanda (*Lavandula* spp.)
citronella (*Cymbopogon citratus*)
achicoria (*Cichorium intybus*)
hibisco (*Hibiscus rosa sinensis*)
melisa *(Melissa officinalis)*

menta (*Mentha*)
trébol (*Trifolium pratense*)
bebidas de cereales

## La calidad de la comida

A lo largo de miles de años de práctica ayurvédica, no ha sido necesario preocuparse por si los alimentos habían crecido biológicamente o de si tenían productos químicos. En la actualidad, hemos de esforzarnos para averiguar si nuestros alimentos han sido contaminados con antibióticos, hormonas del crecimiento, fármacos, pesticidas o herbicidas. Estos productos químicos se transmiten con facilidad a los seres humanos a través de la dieta, creando trastornos en la flora benéfica del tracto digestivo y, en sus últimas consecuencias, afectando al sistema inmunitario.

La FDA (Food and Drug Administration), entidad federal de Estados Unidos que controla la calidad de los alimentos y medicamentos, permite que la leche contenga una concentración de 80 antibióticos diferentes, que se emplean para prevenir las infecciones en las ubres de las vacas lecheras. Los vegetales crecen con fertilizantes petroquímicos y tienen un contenido mineral muy bajo. Pueden tener muy buena apariencia, pero no contienen el mismo nivel de vitalidad que los biológicos. Los residuos de dichos pesticidas y herbicidas también provocan reacciones adversas en el cuerpo y en la mente.

El azúcar blanco es perjudicial para todos –*vata*, *pita*, *kafa*–, mejor no tomarlo. Hay otros dos aditivos que cada vez son más frecuentes en nuestros alimentos: el aspartamo (edulcorante) y el MSG (glutamato monosódico, potenciador de sabor). Ambas sustancias pueden afectar al hígado y al sistema nervioso y han de evitarse siempre que sea posible.

Es importante que todos tratemos de comprar productos naturales, ya sean verduras, lácteos o carnes. Para aquellos lectores que no tengan cerca establecimientos donde vendan dichos productos, puede tratar de localizar cooperativas que distribuyan alimentos sin pesticidas u otros productos químicos en distintos comercios. También creo que, si nos es posible, sería conveniente cultivar algunas verduras y hierbas, lo que potenciaría nuestro sentido de la responsabilidad respecto a lo que comemos y nos ayudaría a armonizarnos con las estaciones y la naturaleza.

Como consecuencia del consumo excesivo de antibióticos (ya sean los prescritos por el médico, o los hallados en la leche o en la carne), de cortisona, de anticonceptivos orales y de azúcar, mucha gente ha destruido su flora intestinal. Por lo tanto, su digestión puede ser irregular, pueden padecer de aerofagia, distensión, mala absorción y un exceso de hongos. He tenido que recomendar a muchas personas que reemplazaran su flora con un suplemento de acidófilo –en polvo, una cucharadita tres veces al día durante seis meses o un año– para poner fin a sus hongos y trastornos digestivos. Como tratamiento preventivo, el acidófilo puede tomarse durante un mes, dos veces al año.

# Los ciclos de la vida

## Las horas del día

La mañana, después del amanecer, es la hora *kafa*. Las personas que tienen mucosidad tendrán mayor cantidad en este momento del día. Estarán perezosas, puesto que los jugos gástricos todavía no se habrán despertado. Una infusión suave de especias −como una infusión de jengibre fresco o canela mezclada con cardamomo y naranjo amargo− es muy apropiada para la mañana. No deben tomar ni zumos de frutas frescos ni queso, que fomentan la mucosidad.

La tarde, después del atardecer, es el otro momento *kafa* del día. Una vez más, hay que ir con cuidado y no tomar alimentos *kafa*, como queso y helados; porque la mucosidad se acumula durante la noche y a la mañana siguiente hay mucha congestión.

El momento de *pita* es el mediodía, cuando el sol está alto. Los jugos gástricos también están activos y es el mejor momento para la comida principal. Las personas que tengan una condición *pita* es preferible que no tomen alcohol, especias u otros alimentos de energía caliente durante esa hora, pues les podrían provocar sensación de quemazón.

De las once de la noche hasta las dos de la madrugada es el otro momento *pita*. Las personas con cálculos biliares o problemas de hígado pueden notar molestias en ese período de tiempo debido al aumento del flujo ácido. Por consiguiente, es mejor evitar alimentos que produzcan acidez y comidas picantes antes de ir a dormir; de lo contrario, puede haber una indigestión por demasiada acidez y ardor de estómago durante la noche. Tomar una infusión suave y relajante antes de acostarse les asegurará un sueño tranquilo. Una buena mezcla es pasiflora, manzanilla y menta.

La salida y la puesta del sol, y las horas justo antes de las mismas, son *vata*. Muchas personas con trastornos *vata* y con preocupaciones, se despertarán a eso de las tres de la madrugada y empezarán a pensar en sus problemas y en los del mundo. Ésta también puede ser la hora en la que se tienen sueños que causan inquietud. Muchos yoguis se levantan a las tres o las cuatro de la madrugada y meditan porque es un buen momento para interiorizar.

El atardecer y el amanecer son momentos de gran transición. Recordemos que *vata* rige nuestra aspiración de alcanzar la conciencia superior. En muchas culturas oran y meditan a esas horas, a fin de enfocarse en los principios divinos que guían la existencia.

## Las estaciones del año

Cada estación, con sus condiciones climáticas características, expresa un cierto tipo de constitución. Si somos conscientes de las diferentes cualidades, podremos moderar nuestras actividades para armonizarnos con la estación.

| Otoño | Invierno-principio de primavera | Final de primavera-verano |
|---|---|---|
| (estación *vata*) | (estación *kafa*) | (estación *pita*) |
| viento | frío | calor |
| sequedad | humedad densa | humedad |
| frío | niebla | brillo |

Las personas y las condiciones *vata* se verán más afectadas por la sequedad, el viento, los climas fríos; han de seguir fielmente la dieta para moderar el *vata* y no pasar frío. A las personas y las condiciones *pita* les alterarán más los climas calurosos; durante los meses de calor del verano han de apartarse de los rayos directos del sol y tomar alimentos refrescantes. Las personas y condiciones *kafa* se verán afectadas por el frío, los climas de humedad densa; necesitarán comidas con especias y alimentos secos durante esa época, para reducir la acumulación de mocos y la congestión.

## Las estaciones de nuestra vida

Del mismo modo que cambian las estaciones durante el año, los seres humanos experimentamos varias estaciones en nuestra vida:

| *Kafa* | *Pita* | *Vata* |
|---|---|---|
| (infancia) | (edad adulta) | (madurez) |
| desarrollo | producción | desapego |
| constitución | creación/transformación | fin |
| (anabolismo) | (metabolismo) | (catabolismo) |
| condición de mucosidad | condición de calor | condición ósea |

Las estaciones de la vida subyacen a nuestra constitución y desequilibrios. Durante la etapa *kafa* de constitución, los niños pueden atravesar fases en las que aparece mucha mucosidad, por lo que habrá que restringir la cantidad de productos lácteos que ingieren o, por lo menos, hervir la leche con un poco de cardamomo, canela y jengibre. (Estas especias contrarrestan las cualidades de la  leche de producir mucosidad.) También necesitarán alimentos que les ayuden a crear su constitución física y mental.

En la etapa adulta, las personas suelen experimentar enfermedades inflamatorias del corazón y trastornos sanguíneos. En esta fase, se necesitan hierbas y alimentos que fortalezcan la digestión y que mantengan la energía en movimiento: espino albar para el corazón, diente de león para el hígado, raíz de malvavisco para los riñones.

En la madurez, los cuerpos ya no se regeneran tan fácilmente y puede haber una disfunción de varios sistemas. Las personas mayores a menudo experimentan condiciones *vata* como frío, artritis y mala eliminación. Necesitan alimentos y un estilo de vida que nutran y calmen su cuerpo. La aplicación diaria de aceites a nivel tópico les ayudará a combatir la sequedad. Las hierbas como el gingko biloba estimularán la circulación sanguínea en el cerebro, eliminando la posibilidad de una pérdida de memoria. Otras hierbas que se pueden recomendar son *ashwagandha* (*véase* Glosario) para la constitución, y la raíz de malvavisco para lubricar los órganos internos.

Al saber que hay ciertas estaciones en nuestra vida, podemos reconocer y aceptar los cambios que estamos experimentando y al tener mayor conciencia de los mismos, seguir los pasos adecuados para potenciar nuestra evolución física y espiritual.

# Remedios simples
# para enfermedades comunes

## Trastornos digestivos

### Trastorno digestivo del tipo *vata*:

- gases
- hinchazón
- apetito variable
- estreñimiento

- insomnio
- palpitaciones
- nerviosismo

Se debe seguir la dieta y la rutina para moderar el *vata*. Es conveniente llevar una vida armónica y eliminar el desconcierto y el caos. Esto concierne principalmente a la alimentación. No hay que saltarse comidas y luego atiborrarse desesperadamente por estar famélico. No se debe comer cuando se está agitado, mientras se trabaja o se va de un sitio a otro. Es bueno crear una atmósfera de paz y tranquilidad a la hora de comer. Hay que evitar los alimentos con azúcar como las galletas y los helados o los alimentos secos como las *crackers* y las galletas de arroz. Durante el día y después de comer tomar alguna infusión de especias –por ejemplo de jengibre, hinojo, comino, cardamomo o canela–. Preparar la comida usando especias. La mezcla de hierbas denominada *hingashtak*, que se puede encontrar en la mayoría de los mercados indios (*véase* lista de distribuidores, págs. 150-152), es muy recomendable. Al sofreir las verduras se les puede añadir como máximo una cuarta parte de una cucharadita de esta mezcla para potenciar la digestión y la absorción. Una taza de infusión de jengibre después de comer también puede sentar muy bien –o masticar semillas de hinojo.

**Trastorno digestivo del tipo *pita*:**

- ardor de estómago
- exceso de acidez
- diarrea o heces sueltas
- irritabilidad
- gases
- sensación de quemazón al defecar
- sarpullidos o rojeces en la piel

Se ha de seguir la dieta para moderar el *pita* y evitar estrictamente tanto los alimentos ácidos como las comidas con especias. Es bueno tomar hierbas refrescantes carminativas (hierbas que alivian los gases intestinales, el dolor y la distensión abdominal), como la menta, el hinojo o el cilantro. Las hierbas amargas también son adecuadas. Prueba esta combinación amarga:

| | |
|---|---|
| 2 partes de genciana | 1 parte de hinojo |
| 2 partes de diente de león | 1/8 parte de jengibre seco |
| 1 parte de Oregon grape | 1/8 parte de regaliz |

Esta mezcla se puede tomar como un vino (tintura), en cápsulas o en infusión. Es mejor tomar los amargos 15 minutos antes de las comidas o cuando empieza el ardor.

La infusión de comino, cilantro e hinojo también es muy apropiada. Mezclar las tres hierbas en partes iguales, poner una cucharadita en una taza de agua hirviendo y dejar reposar durante 10 minutos. Tomarla después de las comidas.

Una sencilla infusión de diente de león, menta y regaliz también va muy bien. El zumo de áloe vera es muy refrescante y alivia el ardor.

Las hierbas emolientes (hierbas que suavizan y protegen las membranas internas) se pueden tomar en infusión junto con algunas amargas. La siguiente mezcla es excelente:

| | |
|---|---|
| raíz de malvavisco | menta |
| hoja de diente de león | raíz de regaliz |

Hacer una mezcla con 28 g de cada una de ellas. Poner una cucharada sopera de la mezcla en agua hirviendo. Dejar reposar durante 20 minutos, colar y tomar.

**Trastornos digestivos del tipo *kafa*:**

Si tomamos muchos alimentos que favorezcan la formación de mocos –como los helados y el queso, comidas fritas o rancias– es fácil que tengamos problemas digestivos *kafa*. Los síntomas incluyen:

- náuseas y vómitos
- mucosidad en la garganta o en el pecho después de las comidas
- embotamiento después de comer
- congestión general

Se ha de seguir la dieta para moderar el *kafa* y no tomar alimentos o bebidas frías. No comer demasiado y seguir un régimen alimenticio sencillo: sopas, verduras al vapor, cereales. La mañana y por la tarde son las horas *kafa* del día. El cuerpo tendrá mayor tendencia a crear mucosidad a esas horas. Por consiguiente, no tomar nada frío, alimentos que provoquen mucosidad –leche, queso, helado, yogur, etc.– por la mañana o la tarde. Las especias picantes son apropiadas para tratar los trastornos *kafa*. Las siguientes especias son adecuadas para para moderar el *vata*:

- cayena
- jengibre seco
- pimienta
- canela

- clavo
- cardamomo
- té yogui (se puede encontrar en la mayoría de las tiendas de productos naturales)

Cuando hay un trastorno *kafa* también pueden tomarse sabores amargos antes de las comidas. Recordemos que los sabores amargo, picante y astringente moderan la condición *kafa*. Puede usarse la receta de las hierbas amargas recomendadas para los trastornos digestivos *pita*; sin embargo, un poco más de jengibre, e incluso una pizca de cayena, pueden mejorar la fórmula para la condición *kafa*.

## Resfriados y gripe

### Resfriado y gripe tipo *vata*:

Los síntomas incluyen:

- tos seca
- nariz y garganta seca
- mucosidad clara y escasa
- insomnio
- pérdida de la voz por sequedad
- escalofríos
- fiebre irregular
- miedo o ansiedad

El tratamiento para el resfriado y la gripe reside básicamente en aumentar la temperatura y humedecer al paciente. Esto se consigue con facilidad empleando especias calientes como la canela, el cardamomo, el jengibre, el ajo y el té yogui. Entre las hierbas emolientes que pueden ir bien se encuentran el regaliz, el malvavisco, la consuelda y el *slippery elm* (*véase* Glosario). Un baño caliente al que se añada una cuarta parte de una taza de jengibre en polvo ayudará a aliviar los escalofríos; una compresa caliente o una bolsa de agua caliente también proporcionarán alivio. El enfermo habrá de estar caliente y fuera de las corrientes de aire. Generalmente, se ha de seguir el régimen para moderar el *vata*, poniendo especial énfasis en las comidas sencillas y calientes. Es mejor evitar alimentos difíciles de digerir como los frutos secos y los lácteos. Si las fosas nasales están secas, rojas y doloridas, aplicar tres o cuatro gotas de aceite de sésamo para lubricar la zona.

Para potenciar el sistema inmunitario, es conveniente tomar equinácea mezclada con un poco de regaliz. Si es en tintura se preparará una dosis llena del cuenta gotas o bien dos cápsulas cada dos horas en la fase aguda. El regaliz ayudará a contrarrestar la sensación de malestar que tienen algunos enfermos –especialmente los del tipo *vata*– cuando toman equinácea. Reducir la dosis a medida que ceden los síntomas.

**Resfriado y gripe tipo *pita*:**

Los síntomas incluyen:

- fiebre alta
- sensación de estar ardiendo
- calor
- mucosidades amarillas o verdes
- irritación de garganta
- agitación

Seguir la dieta para moderar el *pita*, pero evitando la carne y los productos lácteos. Si el enfermo tiene hambre, puede tomar sopas y caldos. También se aconseja tomar hierbas refrescantes como la bardana, las bayas de saúco, la menta, la milenrama y la melisa. La equinácea y la cúrcuma canadiense se pueden tomar cada dos horas, hasta que desaparezcan los síntomas. Estas hierbas son amargas y potencian la capacidad de sanación del cuerpo. Los amargos reducen el calor en el cuerpo y son muy depurativos para todo el sistema. (*Véase* la lista de amargos en alimentos recomendados para *pita* en el apartado «Recomendaciones dietéticas».)

Para aliviar la irritación de garganta, añadir cuatro o cinco gotas de aceite de árbol de té en media taza de agua caliente y hacer gárgaras. Esto se hará varias veces al día y se puede tragar el líquido después de haber hecho las gárgaras. El árbol del té es un excelente antiséptico y antibiótico. La equinácea y/o el extracto de cúrcuma canadiense también se pueden usar de este modo.

Para ayudar a bajar la fiebre, preparar una infusión fuerte de las siguientes hierbas:

- flor de saúco
- menta piperita
- milenrama

Hacer una mezcla a partes iguales. Poner una cucharada sopera bien llena y dejarla reposar en una taza de agua hirviendo durante 15 minutos. Se pueden beber hasta tres tazas al día. A fin de favorecer la sudoración, es mejor envolverse en una manta al tomar la infusión.

### Resfriado y gripe tipo *kafa*:

Los síntomas incluyen:

- fiebre baja
- pérdida del apetito
- exceso de mucosidad, clara o blanca
- exceso de saliva
- mucosidades en las heces o en la orina
- apatía o sensación de pesadez
- posible sensación de frío

Si hay apetito, seguir la dieta para moderar el *kafa*. La comida ha de ser muy sencilla, principalmente a base de sopas y caldos. No es recomendable tomar comidas pesadas como queso, carne o pan.

A lo largo del día, según la necesidad, se puede tomar una infusión de *trikatu* (*véase* Glosario). La dosis es un cuarto o media cucharadita por taza. También se puede recurrir a la lista de hierbas amargas de la sección para trastornos digestivos *pita*. Una infusión fuerte de jengibre suele ir muy bien: rallar una dosis de casi tres cucharaditas de jengibre fresco y dejar reposar en dos tazas de agua caliente durante unos 15 minutos. Añadir miel y limón al gusto.

La equinácea y/o la cúrcuma canadiense se pueden tomar cada dos horas. La equinácea ayuda a activar el sistema inmunitario; la cúrcuma canadiense limpia las membranas mucosas y baja la inflamación. Seguir tomándolas hasta que desaparezcan los síntomas, luego reducir la dosis a tres veces al día.

Si el enfermo tiene escalofríos, un baño de jengibre es muy apropiado. Poner un cuarto de taza de jengibre en polvo en la bañera y permanecer en el agua durante 15 minutos o más.

## Tos

Una tos con flema y congestión suele indicar un trastorno *kafa*. Se ha de seguir la dieta para moderar *kafa* y evitar sobre todo el queso, la leche y el azúcar refinado. Esos alimentos fríos y «pesados» aumentarán la mucosidad en todo el cuerpo. Por otra parte, no hay contraindicación alguna para tomar todas las infusiones calientes de especias que se desee. La infusión de jengibre con miel es especialmente terapéutica. En muchas ocasiones, cuando se tiene tos o la gripe, es aconsejable hacer un corto ayuno.

Un sencillo remedio casero para aliviar la congestión es cortar tres cebollas y hacerlas al vapor hasta que se ablanden. Coger dos paños, colocar las cebollas entre ambos y colocar la cataplasma caliente en el pecho y en la parte posterior de la espalda. Cubrir el área con un paño seco y mantener el calor con una botella de agua caliente o con una esterilla eléctrica durante al menos 30 minutos. Las cebollas tienen propiedades antibióticas naturales y son muy eficaces para la neumonía, las infecciones pulmonares, el asma y la congestión debida a un resfriado.

Para aliviar la congestión pulmonar resulta muy útil el aceite esencial de eucalipto mezclado con aceite de oliva o de sésamo. La dosis será de 10 gotas de aceite esencial por 28 gr. de aceite de base. Agitar bien y luego aplicar directamente sobre el pecho o la espalda. El aroma también ayuda a aclarar los senos.

## Hierbas calientes expectorantes

Las siguientes hierbas son de naturaleza «caliente» y picante y sirven para tratar la tos, los vómitos, el asma y otras condiciones donde haya mucosidad. Ayudan a eliminar los bloqueos de la energía que pueden ser la causa de trastornos nerviosos, hemiplegias, parálisis y temblores:

- hierba santa
- *Platycodon* (*ch.* Jie Geng)
- *raíz de osha* (*Ligusticum porteri*)
- hisopo
- levístico
- tomillo
- helenio
- albahaca

## Hierbas antiespasmódicas

Las siguientes hierbas se emplean principalmente para combatir estados de frío y humedad (*kafa*) o calor con humedad (*pita*). Aliviarán a las personas que tienen episodios de tos que les dejan exhaustas o doloridas. También se pueden combinar con otras hierbas de esta sección:

- lechuga silvestre
- gordolobo
- corteza de cerezo silvestre
- semilla de albaricoque

- tusílago
- anís
- lobelia

## Hierbas emolientes para la tos

Las hierbas de este tipo se utilizan para ablandar las mucosidades. Ayudan, asimismo, a lubricar las membranas mucosas inflamadas:

- raíz de malvavisco
- regaliz
- consuelda

La siguiente fórmula tiene muy mal sabor, pero también ayuda a disolver la mucosidad:

2 partes de helenio
2 partes de tomillo
1 parte de grindelia
1 parte de té Mormón (*Ephedra americana*)
1/2 parte de regaliz
1/4 parte de anís

Hervir a fuego lento 28 g de esta mezcla en tres tazas de agua durante 20 minutos; colar y beber media taza, cuatro o cinco veces al día. Añadir miel si se desea.

## Tos tipo *vata*

Las toses pueden producirse a raíz de desequilibrios en los otros humores. La tos *vata* será seca, con muy poca expectoración. Cuando hay un episodio de tos, puede haber dolor en el pecho, el corazón y la garganta. El tratamiento, además de seguir la dieta para moderar el *vata*, incluye hierbas emolientes como el regaliz, la raíz de malvavisco, la consuelda y la convalaria, que nutren y humedecen el pulmón. También lubrican, ablandan y liberan las mucosidades que pudieran haberse endurecido y pegado.

A las hierbas emolientes se pueden añadir especies más suaves como el cardamomo y el jengibre. Las especies calentarán los pulmones y moverán la energía. Habrá que seguir la dieta y el estilo de vida para moderar el *vata*, pero evitando los alimentos de difícil digestión, como los lácteos y los frutos secos.

Probar la siguiente fórmula para la tos *vata*:

2 partes de hojas de consuelda
1 parte de helenio
1 parte de regaliz
1 parte de anís
1/4 de jengibre
una pizca de clavo

Dejar reposar una cucharada sopera de la mezcla en una taza de agua hirviendo durante 20 o 30 minutos. Colar y beber 1/4 de taza cuatro veces al día. Añadir miel para potenciar las cualidades suavizantes de la infusión.

## Tos tipo *pita*

La tos *pita* se acompaña con esputos amarillos, verdes o sanguinolentos. Puede haber sensación de quemazón en los pulmones e ir acompañada de fiebre, sed y sequedad. Cada una o dos horas se han de tomar hierbas antibióticas –cúrcuma canadiense, equinácea y/o usnea. Las hierbas emolientes, como el regaliz y el malvavisco, ayudarán a enfriar y a ablandar las mucosidades de las vías respiratorias y los pulmones. Otras hierbas expectorantes y refrescantes son:

- consuelda
- marrubio
- gordolobo
- tusílago

La siguiente fórmula va muy bien para la tos *pita*:

1 parte de tusílago
1 parte de consuelda
1 parte de gordolobo
1/4 parte de lobelia
1/4 parte de jengibre
1/2 de regaliz

Esta fórmula no tiene muy buen sabor, pero es eficaz. Se hierven 28 g de la mezcla a fuego lento en tres tazas de agua, con la tapadera puesta. Colar y beber media taza, cuatro o cinco veces al día.

La cataplasma de cebolla descrita al inicio de esta sección también resulta muy útil para estos casos. Seguir la dieta para moderar el *pita*, pero eliminar los lácteos, el pan y los dulces. No tomar alimentos helados, fríos o que provoquen la formación de mucosidad.

## Garganta irritada

La irritación de garganta suele ser una de las complicaciones de la gripe o los resfriados, y se dan varios tipos.

La irritación tipo *vata* deja la garganta seca y áspera. La voz puede ser ronca. No se tendrá mucho dolor al tragar, ni tampoco demasiada sensación de hinchazón. Un remedio simple, pero eficaz, es hacer una pasta con *slippery elm* en polvo y miel sin refinar. Tomar una cucharadita dejándola diluir en la boca.

El *slippery elm* tiene una propiedad emoliente que ayuda a suavizar la garganta. La miel también alivia la garganta seca.

Se puede hacer una infusión con las siguientes hierbas:

2 partes de *slippery elm*
2 partes de regaliz
1 parte de hojas de consuelda

1 parte de semillas de hinojo
1/8 de naranjo amargo

La dosis recomendada es una cucharadita por taza, que se pondrá en una bolsa para infusiones de muselina y se dejará reposar en agua hirviendo durante cinco minutos. (El *slippery elm* se vende en polvo, pero si se pone en el agua directamente, la infusión quedará muy concentrada.) También se puede hacer una pasta en lugar de tomarla como infusión. Triturar todas las hierbas hasta que quede un polvo y luego añadir miel hasta que la pasta sea consistente. Almacenarla en un recipiente de vidrio y llevarla encima para cuando se requiera esta fitoterapia.

La hierba ayurvédica *shatavari* también aliviará el dolor de garganta. Añadir una cucharadita a la leche o a la leche de soja y dejar hervir a fuego lento durante quince minutos. Añadir miel al gusto. El *gui* o el aceite de sésamo se pueden tomar, a su vez, para aliviar la garganta.

El dolor de garganta con inflamación también es típico de *pita*. Las hierbas antibióticas –como la cúrcuma canadiense, la equinácea y la usnea (un tipo de liquen)– son muy apropiadas para este estado. Tomar un cuentagotas lleno cada dos horas. La dosis será alta hasta que hayan desaparecido los síntomas, en ese punto se irá disminuyendo lentamente la dosis.

Las gárgaras de agua con limón y miel también van muy bien. La propiedad antiséptica del limón ayuda a matar bacterias y la miel suaviza la garganta. Añadir cuatro o cinco gotas de aceite de árbol de té en agua caliente, remover bien y hacer los gargarismos. Si el dolor va acompañado de sequedad, probar las fórmulas emolientes mencionadas para la condición *vata*. Si el enfermo tiene apetito, sólo debe tomar sopas o caldos para moderar el *pita* (*véase* «Recomendaciones dietéticas»).

Si además del dolor de garganta hay mucosidad, ello indica que se trata de una complicación *pita* y/o *kafa*. Se pueden emplear las siguientes hierbas de energía caliente en distintas fórmulas:

- salvia
- mirto
- cúrcuma
- ajo
- clavo

El ajo estimula el metabolismo, es muy caliente y muy potente disolviendo mucosidad. También es un antibiótico altamente eficaz para el estafilococo, el estreptococo, la salmonela y otras bacterias resistentes a los fármacos antibióticos estándar. Por su parte, la salvia se puede usar para hacer gárgaras y disolver los mocos acumulados en la garganta y la laringe. Las hierbas expectorantes citadas en la sección «Tos» de este capítulo, también se pueden emplear.

## Agotamiento nervioso, insomnio y ansiedad

El desgaste nervioso y sus síntomas acompañantes son un signo seguro de estrés. Existen muchos remedios de hierbas para combatir el agotamiento nervioso, pero lo más importante es la elección del tipo de vida. Entre las causas del agotamiento nervioso, el insomnio y la ansiedad se encuentran:

- poca variedad alimenticia
- demasiado azúcar
- tomar café u otras sustancias estimulantes
- saltarse comidas
- realizar comidas poco nutritivas
- falta de disciplina en la vida
- exceso de ejercicio, que puede llegar a agotar la energía corporal
- falta de ejercicio
- uso excesivo del ordenador u otros aparatos electrónicos
- exceso de exposición a los medios de comunicación

- exceso de trabajo
- música alta y ruidos
- exceso de actividad sexual

Tal como me dijo una vez mi profesor: «Todos padecemos un nerviosismo y ansiedad general». Si padeces agotamiento nervioso, intenta corregir alguna de las causas que hemos especificado. Esto ayudará a crear una base sólida para la sanación por medio de hierbas.

El insomnio y la ansiedad suelen agravarse en la condición *vata*. Los síntomas son:

- miedo
- preocupación
- palpitaciones
- dificultad al respirar
- falta de concentración
- mala digestión
- falta de apetito
- no tener los pies sobre la tierra
- vacío emocional
- atiborrarse de comida
- dificultad para conciliar el sueño
- sueños inquietantes, especialmente sensación de volar o de caer de un precipicio

Seguir una rutina ayuda a calmar el *vata*. Hay que comer a horas regulares. La comida ha de ser nutritiva y adecuada para moderar el *vata*. Deben evitarse las hierbas y sustancias estimulantes, como el café, el té negro, el azúcar y la efedra china (*ma huang*). Cada noche, antes de acostarse, es conveniente darse un masaje en los pies con aceite de almendras o de sésamo. A fin de potenciar sus propiedades tranquilizantes, se puede añadir al aceite de base unas pocas gotas de aceite esencial de lavanda o de rosa. Se debería reservar un rato para meditar por la mañana y por la tarde. Cantar un mantra o repetir una afirmación positiva también es muy útil. La mayor parte de las personas están repitiendo mantras inconscientes durante todo el día como «soy desgraciada», «no tengo dinero», etc. Repetir afirmaciones más positivas nos puede ayudar a cambiar nuestra realidad interna y externa.

### Agotamiento nervioso tipo *vata*

Para el agotamiento nervioso *vata* y/o el insomnio se recomienda la siguiente fórmula de hierbas occidentales:

2 partes de valeriana
1 parte de escutelaria
1 parte de avena sativa
1 parte de lúpulo
1 parte de pétalos de rosa
1 parte de hidrocótile
1 parte de malvavisco
1 parte de regaliz
(Si puedes encontrar semillas de biota a granel, añádelas a la mezcla.)

Una cucharadita por taza de agua. Dejar reposar en agua hirviendo durante 10 minutos y beber tres tazas al día. También puedes encontrar las hierbas en polvo y rellenar las cápsulas del tipo «00». Toma dos cápsulas de tres a seis veces al día. Esta fórmula no sólo es calmante, sino que también es nutritiva, lo que resulta esencial para asentar un *vata* alto.

La valeriana ayuda a purificar el *vata* de los conductos nerviosos y calma los espasmos y los retortijones. Puesto que la valeriana contiene una gran cantidad del elemento tierra, es eficaz para calmar la histeria y el vértigo. (La hierba ayurvédica jatamansi es de la misma familia que la valeriana y se puede usar en su lugar. No crea esa sensación de abatimiento que produce a veces la valeriana.)

Es importante reforzar la capacidad digestiva de la persona cuando ésta manifiesta una tendencia a una enfermedad. Si no digerimos y absorbemos bien la comida continuaremos sintiéndonos mal. Por ejemplo, la persona *vata* puede experimentar un desgaste del tejido nervioso debido a la mala digestión y absorción, que acaba desembocando en una desnutrición. Habrá que añadir algunas especias suaves a la dieta para aumentar el *agni* (fuego gástrico), asegurarse de que la comida se mastica bien y de que la hora de comer es un momento tranquilo.

### Agotamiento nervioso *pita*

El insomnio y el agotamiento nervioso *pita* se deben, por lo general, a emociones turbulentas como la ira, el odio, el resentimiento y el deseo de venganza. Muchas veces los *pita* serán incapaces de dormir después de una discusión, de haber sobrepasado la fecha límite de algo, o durante condiciones de calor extremas como la fiebre o los baños de sol. El sueño puede ser agitado y lleno de pesadillas violentas, lo que a la mañana siguiente se traducirá en cansancio. Algunos de los síntomas pueden ser los mismos que para los *vata*, pero conllevan más calor, más sensación de ardor, más agitación y más tormentas emocionales. Las causas de estas situaciones pueden ser:

- excesivo sentido de la responsabilidad
- competitividad excesiva
- comidas picantes y estimulantes
- demasiada exposición al calor y al sol
- fiebre alta
- deseo de controlar demasiado las situaciones
- ver películas o espectáculos violentos

El remedio para esta condición está en seguir la dieta para moderar el *pita*, por ejemplo, evitar el exceso de especias, incluyendo los sabores salado y ácido. Meditar al lado de una fuente a la luz de la luna ayuda a calmar las emociones que crean agitación. Los colores refrescantes y los inciensos sedantes también son una ayuda para el *pita*. Por la noche, el masaje en los pies con aceite de coco añadiendo unas pocas gotas de aceite esencial de sándalo potenciará sus propiedades refrescantes. Una gota de aceite de sándalo en el tercer ojo también calmará la mente.

Una buena fórmula occidental para el *pita* consiste en obtener partes iguales de:

- escutelaria
- hidrocótile (*Centella asiatica*)
- pasiflora
- lúpulo
- hierba buena
- melisa
- hipérico
- pétalos de rosa
- regaliz

Se utilizará una cucharada sopera por taza de agua. Se dejará reposar en agua hirviendo hasta que ésta se encuentre a temperatura ambiente. Colar y beber tres tazas al día o las que sean necesarias. También se pueden tomar en polvo, rellenando las cápsulas «00». La dosis es de dos cápsulas, de tres a seis veces al día.

Para la depresión y la pérdida de esperanza, la siguiente fórmula es de gran ayuda:

2 partes de avena sativa
1 parte de hipérico
2 partes de melisa
1 parte de pétalos de rosa
1/2 parte de regaliz

Se puede hacer en infusión. La dosis es una cucharada sopera en una taza de agua hirviendo. Dejar reposar durante 20 minutos, colar y beber tres tazas al día. Esta fórmula se puede usar para las constituciones *pita* y *kafa*. La persona *vata* quizá desee añadir algo de jatamansi (*véase* Glosario) y un poco más de regaliz.

### Agotamiento nervioso *kafa*

Cuando pensamos en una persona *kafa*, generalmente visualizamos a alguien grande y satisfecho, que duerme mucho y no se preocupa demasiado por las cosas. Sin embargo, a la hora de la verdad, he visto personas con cuerpos *kafa* y una mente *vata* agravada.

Estos individuos sienten pesadez y congestión, pero no pueden dejar de hablar. Por lo general, les hago seguir una dieta para moderar el *kafa* y ayudarlos a romper los bloqueos y el *ama* (toxinas), pero combinada con un estilo de vida *vata* para moderar la mente. Recomiendo más rutina y disciplina en su vida y los animo a que dediquen algún tiempo a estar tranquilos.

Pueden probar la siguiente fórmula para una infusión:

2 partes de escutelaria
1 parte de lúpulo
2 partes de pasiflora
1 parte de manzanilla
1 parte de hidrocótile
1/2 de romero
1/2 de hierba buena
1/2 de salvia
una pizca de jengibre

Las saunas, el masaje y el ejercicio físico también pueden ayudar a equilibrar a la persona *kafa*.

Nuestra forma de vida actual es demasiado rápida y agresiva. Todos sufrimos el bombardeo de más información de la que podemos asimilar. Independientemente de nuestras tendencias constitucionales, la vida cotidiana en los países civilizados provoca *vata*. Hay que tenerlo en cuenta.

# Fatiga general

La fatiga se puede deber a muchas causas. Al igual que sucede con el diagnóstico del agotamiento nervioso, se han de revisar todos los estilos de vida.

## Fatiga *vata*

Aquellas personas que padecen desequilibrios *vata* deben seguir la dieta para moderar el *vata*. Los alimentos han de ser muy nutritivos y han de ayudar a forjar su «constitución». Las siguientes hierbas refuerzan el sistema inmunitario y potencian la vitalidad. Se pueden comprar a granel y luego cocinarlas en sopas y caldos:

Hierbas chinas tonificantes:

1 parte de astrágalo
1 parte de codonopsis
1 parte de lichis
1 parte de dátiles de azufaifo

Poner 28 gr de la mezcla en una bolsita de muselina. Colocarla en una cazuela y cocinarla con la sopa. Sacar la bolsita cuando se haya hecho la comida. Los sabrosos lichis se pueden añadir directamente a la sopa.

Otra buena fórmula para la persona *vata* que sufre fatiga es la siguiente:

1 parte de *Panax ginseng*
1 parte de *dong quai*
1/2 parte de raíz de malvavisco
1/2 parte de bardana
1/4 parte de regaliz
una pizca de jengibre

Para hacer la infusión, hervir tres tazas de agua a fuego lento y 28 g de la mezcla durante 45 minutos. El regaliz al principio tiene un sabor dulce, pero luego se vuelve amargo, así que hay que añadirlo en los cinco últimos minutos de cocción. Beber dos tazas por la mañana y por la tarde.

Las hierbas tonificantes ayurvédicas se pueden mezclar del siguiente modo:

1 cucharadita de *aswagandha*
1 cucharadita de *shatavari*
una pizca de jengibre

Hervir a fuego lento en una taza de leche fresca o de leche de soja durante 15 minutos. Si se usan las hierbas en polvo, no hace falta colarlas. Beber una taza por la mañana y otra por la tarde.

### Fatiga *pita*

Una persona con fatiga tipo *pita* ha de seguir la dieta para moderar el *pita* y revisar las recomendaciones que se dan en el apartado «Agotamiento nervioso». En caso de sufrir surmenage, también necesitarán añadir hierbas reconstituyentes a su alimentación. Por ejemplo:

- astrágalo
- bardana
- dátiles de azufaifo
- lichis

Los *pita* también pueden incluir en su fitoterapia media taza de zumo de áloe vera dos veces al día. Este zumo es un tónico refrescante y rejuvenece el hígado y el bazo. Regula el metabolismo de los azúcares y las grasas y tonifica *agni* (enzimas digestivas). También es excelente para el sistema reproductivo femenino.

Al zumo de áloe vera se puede añadir la hierba ayurvédica *shatavari*. El *shatavari* es especialmente tonificante para los *pita*. En el caso de las mujeres actúa en el sistema reproductor y la sangre. Ayuda a equilibrar las hormonas femeninas y se recomienda a mujeres menopáusicas y a las que han sufrido una histerectomía.

Una buena fórmula que pueden emplear los occidentales para reconstituir y desintoxicar *pita* es:

- zarzaparrilla
- malvavisco
- bardana
- ortiga
- trébol
- regaliz

Mezclar en partes iguales y añadir una cucharada sopera en una taza de agua hirviendo. Dejar reposar durante 10 minutos. Beber dos o tres tazas diarias de esta sabrosa infusión. También se pueden triturar las hierbas y tomar la mezcla en cápsulas del tamaño «00»; la dosis será de dos cápsulas tres veces al día. Esta fórmula eliminará el exceso de calor existente en el cuerpo, limpiará la piel de erupciones y nutrirá los tejidos.

### Fatiga *kafa*

Una de las causas del tipo de fatiga *kafa* puede ser el exceso de grasa, agua y *ama* (toxinas) que bloquean el flujo del *prana* (energía). Se ha de seguir la dieta para moderar el *kafa* y hacer un esfuerzo para no comer demasiado ni dormir después de las comidas. Por lo general, no receto a una persona *kafa* o con una condición *kafa* hierbas reconstituyentes fuertes, como las que se dan a las *vata* o a las *pita*, puesto que podrían aumentar la congestión. A continuación menciono algunas recomendaciones dietéticas para la persona *kafa*:

- Un cuarto o media cucharadita de la combinación *trikatu* (*véase* Glosario) mezclada con miel. Se puede tomar en las comidas, dos o tres veces al día.

- Media taza de zumo de áloe vera con una pizca de jengibre en polvo, dos veces al día.

Por la noche se puede tomar una mezcla de hierbas trífala (*véase* Glosario) y guggul (resina ayurvédica para eliminar las toxinas de los tejidos; *véase* Glosario). También se puede usar el sistema de cápsulas y tomar dos antes de acostarse.

Las siguientes hierbas occidentales se pueden mezclar y poner en cápsulas:

2 partes de helenio
1 parte de kelp (*véase* Glosario)
1 parte de *Angelica archangelica*
1 parte de diente de león
1/4 parte de naranjo amargo
1/4 parte de hinojo
1/8 parte de cayena

Tomar dos comprimidos entre las comidas. Esta fórmula contiene muchas hierbas de energía caliente y amarga, que ayudarán a desintoxicar la acumulación de mucosidad y nutrirán los tejidos. El alga kelp sirve para normalizar la función de la tiroides.

Los *kafa* cansados no deberían hacer ejercicio fuerte, pero sí les conviene caminar un poco después de comer.

## Condiciones de hígado

El hígado está considerado como un órgano «fogoso» y es la fuente de la mayoría de los trastornos *pita*. La palabra *pita* significa «bilis» y una bilis excesiva o el bloqueo de la misma puede provocar úlceras, ardor de estómago y otras condiciones relacionadas con sensaciones de quemazón. En el hígado existen asimismo muchas enzimas sutiles (llamadas *bhuta agni*) que también ayudan en la digestión de partículas y reconstruyen el tejido hepático para los cinco órganos de los sentidos.

El hígado es la sede de la ira, el odio, el resentimiento, los celos y la ambición, así como de las emociones asociadas con la creatividad frustrada. Cuando se estimulan dichas emociones y se quedan sin resolver, pueden afectar contrariamente a este órgano. Un temperamento explosivo suele ser signo de un hígado demasiado caliente. El sabor amargo favorece el flujo de bilis, limpia la sangre, desintoxica el hígado y alivia la condición de exceso de *pita*.

## Hierbas para purificar y aliviar el calor del hígado

- áloe vera
- diente de león
- Oregon grape
- agracejo
- cúrcuma canadiense
- genciana
- acedera
- cardo mariano
- *bhringaraj* (*véase* Glosario)
- cúrcuma
- cípero (*véase* Glosario)
- *Bupleurum* (*véase* Glosario)
- hidrocótile
- escutelaria

El cípero y el *Bupleurum* ayudan a regular la energía del hígado, favorecen la digestión y la asimilación y regulan los altibajos emocionales. El hidrocótile y la escutelaria calman el hígado y lo liberan de las adicciones a sustancias como el azúcar, el tabaco, las drogas y el alcohol.

Una buena receta para aliviar las emociones fuertes es mezclar a partes iguales:

- escutelaria
- pasiflora
- hidrocótile
- sándalo

Triturar las hierbas y tomar dos comprimidos tres veces al día o más si es necesario.

Las verduras de hoja verde también son muy adecuadas para purificar el hígado. Las ortigas, las hojas de remolacha, la alsine media, y las hojas de diente de león contienen muchas vitaminas y minerales, así como hierro y clorofila.

En general, la persona que padece del hígado debe seguir la dieta para moderar el *pita*, evitar las especias picantes, los alimentos ácidos, las grasas, los aceites (excepto el *gui*), el café, el té negro, el alcohol y las drogas. En muchas ocasiones también recomiendo eliminar los productos lácteos y la carne.

El aceite de ricino penetra profundamente en los tejidos y limpia con suavidad el hígado. Se recomienda efectuar un masaje con este aceite sobre la zona del hígado, justo debajo de la caja torácica, en el lado derecho. Si el hígado empieza a «doler», o si se siente que la limpieza está teniendo lugar con excesiva rapidez causando molestias, es mejor dejar de usarlo.

Una gran hierba para el hígado es el cardo mariano, que resulta muy eficaz contra muchas de las mortales hepatotoxinas. Los estudios han demostrado que ciertos preparados con semillas de cardo mariano pueden provocar efectos protectores y curativos cuando se trata de un trastorno hepático producido a raíz de sustancias tóxicas. Se puede usar para varias enfermedades hepáticas, incluyendo la degeneración de las grasas del hígado (esteatosis hepática). También puede ser un tratamiento de refuerzo en la hepatitis crónica y la cirrosis hepática. Recomiendo las semillas de cardo mariano en polvo o en tintura, aunque algunos herbolarios aconsejan espolvorear una cucharada sopera en los alimentos, como los cereales y las sopas. Para trastornos hepáticos como la cirrosis y la hepatitis, no uso las tinturas porque el alcohol puede empeorar la condición hepática.

Se considera que la primavera es la «estación del hígado», por lo que en esta época es una buena idea seguir un régimen para limpiar el hígado, que ayude a desintoxicar y purificar todos los residuos acumulados durante el invierno. Como es habitual, la terapia preventiva es la mejor forma de asegurar la salud.

## La vesícula biliar y los cálculos biliares

La vesícula biliar es una pequeña glándula que está en contacto con el lóbulo derecho del hígado y sirve para almacenar la bilis. Libera su contenido cuando es necesario para la digestión de diversas sustancias. Cuando una persona tiene cálculos, éstos se deben principalmente a la congestión y obstrucción del flujo de la bilis. Los cálculos biliares, a menudo, se manifiestan como un dolor agudo en la región del hígado y vesícula biliar, y a veces en la zona media de la espalda. El dolor puede ir acompañado de una pronunciada inflamación o de fiebre. La hierba para purificar el hígado que es muy apropiada para estos casos es el eupatorio (*Eupatorium purpureum*) (*véase* Glosario), pues ayuda a disolver los cálculos biliares.

He dado la siguiente fórmula a mis pacientes con muy buenos resultados:

3 partes de eupatorio (*Eupatorium purpureum*)
1 parte de diente de león
1 parte de raíz de cúrcuma
2 partes de raíz de malvavisco
1/2 parte de regaliz
1/4 parte de raíz de jengibre

Esta fórmula alivia el dolor, desintoxica y refresca. Tomar dos comprimidos diarios; en las fases agudas, dos comprimidos cada dos horas; luego ir reduciendo la dosis a medida que desaparecen los síntomas. Las mujeres embarazadas no deben tomarla.

Los cálculos pueden ser graves, por lo que recomiendo visitar a un médico antes de seguir este tratamiento.

## Los ciclos lunares de la mujer

En general, la forma en que se manifiesta el ciclo menstrual de la mujer es una buena forma de evaluar su estado de salud. A todas las mujeres que vienen a mi consulta les hago preguntas sobre su ciclo menstrual –sobre la regularidad, las molestias, si están tomando anticonceptivos orales, el número de embarazos, hijos o abortos–. Si la menstruación es regular con pocas molestias o tensión, y si sus emociones no fluctúan demasiado cada mes, es signo de buena salud. Sin embargo, la mayor parte de las mujeres experimentan en algún momento de su vida un cierto grado de molestias con la menstruación.

Si ha existido algún desequilibrio en el ciclo, es fácil que hagan falta hasta cuatro meses de tratamiento regular con hierbas para conseguir algún resultado. Las hierbas actúan lentamente para restablecer una nueva base. Hay que tener paciencia y continuar en el sendero de la sanación.

## La mujer *vata*

La mujer con una constitución *vata* desequilibrada puede experimentar alguno de estos síntomas:

- retraso del ciclo
- sangre amarronada
- fuertes contracciones y dolor en la zona lumbar, que a veces dura varios días
- dolor de cabeza
- escalofríos
- nerviosismo, ansiedad, miedo
- dificultad para conciliar el sueño
- gases e hinchazón, especialmente antes de la menstruación
- peristaltismo irregular
- ciclo corto (dos o tres días)
- ciclo irregular

La paciente puede seguir la dieta para moderar el *vata* y evitar los alimentos y bebidas frías, las bebidas gaseosas, la comida de los *fast-foods* y los helados. Los alimentos han de ser calientes y nutritivos. Muchas veces el ejercicio excesivo, como el aeróbic, puede privar al cuerpo de la energía y los fluidos que necesita; para las mujeres *vata* es mejor practicar *hatha yoga* o una gimnasia suave. Una mujer muy delgada es posible que también tenga poca energía y sangre, lo que dificultará la menstruación. El exceso de actividad sexual también puede agotar la vitalidad de la mujer *vata*. Justo antes y después de la menstruación, es recomendable encontrar unos momentos para estar tranquila. Esto ayudará a calmar la mente y los nervios.

Durante la menstruación, muchas mujeres tienen necesidad de realizar una introspección. Ésta les ayudará a sintonizar con su voz y visión interior. No hay que tener miedo de realizar este viaje interno. Hay que aprender a verlo como un medio para la autorrealización.

### Hierbas reconstituyentes para la mujer *vata*

- *dong quai*
- sauzgatillo
- *Rehmannia*
- regaliz
- *shatavari*
- *ashwagandha*
- consuelda
- raíz de ñame silvestre
- raíz de malvavisco
- sabal

El *shatavari* (*Asparagus racemosus*) es una de las plantas ayurvédicas más populares para el sistema reproductivo femenino. Es reconstituyente, calma el corazón y es emoliente para las membranas secas e inflamadas de los pulmones, el estómago, los riñones y los órganos sexuales. El *shatavari* nutre y limpia la sangre y los órganos reproductores. Se puede tomar en la menopausia y en mujeres a las que les han hecho una histerectomía. Es de carácter sátvico, fomenta el amor y la devoción.

Aunque algunos médicos ayurvédicos creen que el *ash-wagandha* (*Withania somnifera*) es una hierba para el sistema reproductivo masculino, yo la he empleado muchas veces para el sistema femenino combinándola con otras hierbas reconstituyentes. La *ashwagandha* es una hierba rejuvenecedora para la constitución *vata*. Actúa especialmente en los músculos, la médula y el sistema reproductor. Es muy apropiada para los estados de debilidad y deficiencia. He obtenido excelentes resultados con las mujeres embarazadas y también con niños que están débiles. Se puede probar la siguiente fórmula:

2 partes de *shatavari*
1 parte de *ashwagandha*
1 parte de sauzgatillo
1 parte de regaliz
1/4 parte de jengibre
Tomar dos cápsulas del tamaño «00» tres veces al día con las comidas.

El *dong quai* (*Angelica sinensis*) se utiliza en el tratamiento de muchos trastornos ginecológicos. Regula la menstruación, tonifica la sangre, potencia la circulación sanguínea y contrarresta la sequedad de los intestinos que provoca estreñimiento. No deben tomarlo las mujeres embarazadas o las que padecen enfermedades degenerativas. Tampoco es conveniente cuando hay hinchazón, congestión abdominal o fibromas uterinos. Las propiedades fitoestrógenas del *dong quai* hacen que también sea muy útil para las mujeres menopáusicas.

Ésta es otra fórmula sencilla:

2 partes de *dong quai*
1 parte de sauzgatillo
1 parte de raíz de ñame silvestre
2 partes de regaliz
1/8 parte de jengibre

Tomar dos cápsulas tamaño «00» tres veces al día con las comidas.

**Para las contracciones**

1 parte de *cramp bark* (*véase* Glosario)
1 parte de poleo
1 parte de valeriana
1 parte de caulófilo (*véase* Glosario)
1/2 parte de jengibre

Poner una cucharada sopera de *cramp bark* y el caulófilo en un cuarto de litro de agua hirviendo. Hervir a fuego lento durante 20 minutos. Apagar el fuego y añadir una cucharada sopera de valeriana, poleo y 1/2 cucharadita de jengibre. Estas tres últimas hierbas no se han de hervir, puesto que los aceites esenciales y los ingredientes activos se disiparían. Dejamos reposar la mezcla durante 20 minutos más. Bebemos 1/4 o 1/2 taza cada 15 o 30 minutos hasta experimentar alivio.

Un baño de jengibre va muy bien, pues estimula la circulación sanguínea y la temperatura. Añadir una cucharada sopera de jengibre en polvo en un cuenco con agua caliente. Poner los pies en remojo durante 15 minutos o más. Echar agua caliente a medida que se vaya enfriando. También se puede hacer una compresa de jengibre y colocarla en la zona del útero.

## La mujer *pita*

Si la mujer *pita* está descompensada puede tener algunos de los siguientes síntomas:

- heces sueltas antes de la menstruación
- irritabilidad e ira
- mucho sangrado con coágulos
- dolor en el pecho (debido a la congestión del hígado)
- contracciones dolorosas

- erupciones, acné o herpes
- exceso de calor, sudoración nocturna o sofocaciones
- dolor de cabeza
- ojos rojos

Ha de seguir la dieta para moderar *pita* y evitar estrictamente los alimentos ácidos como las naranjas y los tomates. Las especias picantes, el alcohol, el café y el exceso de carne también deben excluirse. El tomar el sol y las saunas pueden provocar asimismo mucho calor a la mujer *pita*.

### Hierbas reconstituyentes para la mujer *pita*

- áloe vera
- *shatavari*
- sauzgatillo
- zarzaparrilla
- raíz de ñame silvestre
- *dong quai* (en dosis altas puede agravar a la mujer *pita*)
- *cohosh* negro (*véase* Glosario)
- regaliz
- peonía

### Hierbas astringentes para tonificar el útero

- ortigas
- frambuesas
- agripalma
- hojas de fresa
- vino de squaw (*véase* Glosario)

Las hierbas para el hígado también son muy importantes en la persona *pita*. Harán que la energía no se estanque y les ayudará a aliviar su ira, el calor y la frustración que manifiestan. El hígado también ayuda a procesar muchas de las hormonas del cuerpo, pues favorece la menstruación.

Ésta es una buena fórmula tonificante para la mujer *pita*:

2 partes de raíz de ñame silvestre
2 partes de regaliz
1 parte de bardana
2 partes de diente de león
1 parte de consuelda
2 partes de zarzaparrilla
1 parte de sauzgatillo
1/2 parte de *dong quai*
1/4 parte de jengibre

Triturar las hierbas y ponerlas en cápsulas «00»; tomar tres cápsulas al día.

También se puede probar esta aromática infusión:

2 partes de hoja de frambuesa
2 partes de ortiga
1 parte de hierba buena
1 parte de citronella

Poner una cucharada sopera de la mezcla en una taza de agua hirviendo y dejar reposar durante 10 minutos. Colar y beber dos o tres tazas al día.

La agripalma se puede tomar en caso de sudores nocturnos y de sofocaciones. También se recomienda para las palpitaciones. Esta hierba es bastante amarga, por lo que suelo utilizarla en tintura.

### Para las contracciones

2 partes de manzanilla (Nota: las personas que son alérgicas a las ambrosías puede que también lo sean a la manzanilla.)
1 parte de milenrama
1 parte de *cramp bark*

1 parte de escutelaria
1 parte de menta piperita
1 parte de vino de squaw

Hervir el *cramp bark* a fuego lento durante 10 minutos, luego añadir las otras hierbas y dejar reposar juntas durante 10 minutos más. Colarlas y tomar 1/4 de taza cada 15 minutos hasta sentir alivio. También se puede poner una compresa caliente de jengibre sobre la zona del útero.

## La mujer *kafa*

La mujer *kafa*, cuando está descompensada, puede tener algunos de estos síntomas:

- retención de agua
- mucosidad en la sangre
- mucosidad en las heces o en la orina
- sensación de pesadez y cansancio
- exceso de saliva y flema
- pecho hinchado debido a la retención de agua
- ganas de llorar
- digestión lenta
- náuseas
- comer en exceso o por las emociones
- contracciones suaves con sensación de pesadez

Se ha de seguir la dieta para moderar *kafa* y evitar de forma estricta los productos lácteos, los dulces, los fritos, los aceites, los frutos secos y la sal. Será preciso asegurarse de haber digerido por completo la comida antes de volver a comer. No se han de beber demasiados líquidos.

Las especias como la cayena y el *trikatu* (*véase* Glosario) ayudarán a estimular el metabolismo, aliviando la congestión y la retención de agua.

Hay otra fórmula que ayuda al riñón a eliminar agua:

2 partes de hojas de diente de león
2 partes de amor de hortelano
1 parte de alsine media
1 parte de gayuba

Tomar tres cápsulas «00» tres veces al día o beber tres tazas de esta mezcla. Para hacer la infusión, la dosis es una cucharadita por taza de agua, verterla en agua hirviendo y dejarla reposar hasta que el agua se enfríe a temperatura ambiente.

Las hierbas para el hígado son apropiadas para las mujeres *kafa* y se han de tomar 15 minutos antes de las comidas.

### Hierbas tonificantes para la mujer *kafa*

- *dong quai* (*Angelica sinensis*)
- *Angelica archangelica*
- *cohosh* negro
- zumo de áloe vera
- falso unicornio (*véase* Glosario)
- *ashwagandha*
- raíz de ñame silvestre
- damiana

### Para las contracciones

- caulófilo
- *cohosh* negro
- jengibre
- *cramp bark*
- manzanilla

### Hierbas astringentes para tonificar el útero
- agripalma
- hojas de frambuesa
- ortigas
- hojas de fresa

Se han de añadir especias a la dieta, así como las fórmulas para la persona *kafa*. Una de las acciones del sabor picante es contrarrestar el estancamiento y potenciar la circulación sanguínea. Muchas de las especias comunes, como la cúrcuma, la canela, el jengibre, la cayena, la albahaca, el cardamomo, el asa fétida, el ajo, el hinojo o el eneldo, se pueden emplear para retrasar la menstruación y también para aliviar las contracciones.

Ésta es una fórmula sencilla para tonificar los órganos reproductores de la mujer *kafa*:

2 partes de *dong quai*
2 partes de raíz de ñame silvestre
1 parte de raíz de bardana
2 partes de diente de león
1 parte de sauzgatillo
1/2 parte de jengibre

Tomar dos cápsulas o, si se hace una tintura, un cuentagotas lleno tres veces al día.

# Eliminación, tonificación y rejuvenecimiento

Cuando pensemos en iniciar un programa de fitoterapia, hemos de saber si necesitamos eliminar toxinas o tonificar tejidos, sangre o energía.

Las terapias de eliminación se centran en la reducción de peso, la acumulación de *ama* (toxinas) y el exceso de líquidos. En la medicina ayurvédica, a este tipo de terapia se le denomina *langhana*, que literalmente significa «aligerar».

Cuando una persona se encuentra en una condición aguda, como puede ser un resfriado, una gripe o tos, se utilizan las terapias de eliminación. Éstas son:

- técnicas para sudar, en las que se incluyen las saunas y las hierbas diaforéticas (sudoríferas);

- limpieza de los intestinos con hierbas laxantes (purgantes);

- eliminación a través de la orina (hierbas diuréticas);

- eliminación a través del vómito (hierbas eméticas; i.e. vomitivas);

- eliminación de las flemas del pulmón (expectorantes);

- eliminación de los gases (hierbas carminativas), y

- destrucción de agentes patógenos con hierbas que purifiquen la sangre, la linfa y la bilis (hierbas alternativas).

Estas técnicas también se pueden emplear como parte de un programa de limpieza para prevenir enfermedades y eliminar las toxinas que se hallan profundamente implantadas en nuestro organismo. Es muy aconsejable que en las estaciones de transición, primavera y otoño, se haga un pequeño ayuno y programa de limpieza para favorecer la eliminación de toxinas y de humores (líquidos corporales), que de otro modo podrían provocar trastornos.

En las terapias de tonificación o de refuerzo se utilizan hierbas y alimentos que nutren y refuerzan los tejidos. En la medicina ayurvédica reciben el nombre de *brimhana*, que significa «dar consistencia». La tonificación está indicada en personas mayores, desnutridas, con enfermedades crónicas, embarazadas, raquíticas, convalecientes, anémicas, estériles, impotentes o que padecen agotamiento nervioso o problemas emocionales. También se recomienda para el insomnio crónico.

Algunas hierbas tonificantes aumentan la energía y la vitalidad de los órganos al proporcionar vitaminas, minerales e hidratos de carbono (azúcares) que nutren en profundidad. Otras actúan equilibrando la energía de los órganos y mejorando su capacidad para asimilar los nutrientes. La regla de oro es eliminar primero las toxinas y luego tonificar. Si tratamos de tonificar mientras todavía hay *ama* acumulado en nuestro sistema, las hierbas tonificantes exacerbarán el estado en que nos encontremos. Un breve ayuno, unas cuantas sesiones de sauna y el consumo de hierbas para limpiar la sangre nos ayudarán a reducir toxinas y a hacer que la terapia de tonificación sea más eficaz.

Una sustancia tónica tiene más efecto cuando se toma con la comida. Las hierbas como el ginseng, astrágalo, *dong quai*, codonopsis y *shatavari* se pueden hervir en las sopas. La famosa fórmula ayurvédica Chyavan Prash combina más de veinticinco hierbas trituradas en una base de miel y *gui* que forma una deliciosa pasta.

Otras hierbas tonificantes son:

Hierbas chinas:

- ginseng
- ginseng siberiano

- codonopsis
- astrágalo
- *Atractylodes*
- *Rehmannia*
- peonía
- *ho shou wu*

Hierbas ayurvédicas:

- *shatavari*
- *triphala*
- *ashwagandha*
- kapikacchu
- amalaki

Otras:

- regaliz
- ginseng americano
- raíz de malvavisco
- consuelda
- helenio
- falso unicornio (*véase* Glosario)
- damiana
- sabal
- áloe vera
- zumaque (*véase* Glosario)
- ajo
- poligonato o sello de Salomón
- *slippery elm*
- convalaria

## Terapia de tonificación para *vata*

*Vata* requiere terapias de tonificación más fuertes, todas ellas en el contexto de mucho descanso, masajes con aceites y baños calientes con sales minerales. El exceso de ejercicio, de relaciones sexuales, de hablar y el estrés de viajar dispersan la energía y, por consiguiente, se han de evitar. Es necesario un entorno tranquilo y alimentos nutritivos.

Las hierbas tonificantes específicas para *vata* son:

- *shatavari*
- malvavisco
- consuelda
- sabal
- *kapikacchu*
- *triphala*
- astrágalo
- *dong quai*
- ginseng siberiano
- ginseng americano
- *ashwagandha*
- convalaria
- guggul[2]

Las especias suaves se pueden tomar en fórmulas y en las comidas. Éstas son:

- jengibre
- canela
- clavo
- asa fétida
- hinojo
- eneldo
- romero

---

2. El *guggul* no es reconstituyente por sí mismo, pero ayuda a catalizar la regeneración de los tejidos, especialmente del nervioso. Reduce las toxinas, aumenta los leucocitos y ayuda a mejorar la artritis, la gota, los trastornos nerviosos, la diabetes, la obesidad y las enfermedades de la piel. Está especialmente indicado para *vata* y *kafa*, pero agravará a *pita* si se administra en grandes dosis durante mucho tiempo. Tomado solo, su efecto puede ser demasiado fuerte, por eso se suele combinar con otras hierbas

## Terapia de tonificación para *pita*

La terapia de tonificación para *pita* es moderada en comparación con la de *vata*. Se puede efectuar un masaje suave, pero sin usar demasiado aceite. Es mejor evitar las saunas, los baños turcos y los de agua muy caliente. Los baños de agua templada y las duchas no están contraindicados. Ejercicios como ir a correr en pleno día, el aeróbic o el levantamiento de pesas se han de sustituir por otros más suaves y por el yoga. Se tendrá que seguir la dieta para moderar *pita*, pero incluyendo más alimentos y hierbas reconstituyentes. Los alimentos crudos y zumos deben reducirse a la mínima cantidad.

Las hierbas tonificantes para *pita* son:

- amalaki
- *shatavari*
- raíz de malvavisco
- hidrocótile
- *Rehmannia*
- regaliz
- áloe vera
- peonía
- *ho shou wu*
- ginseng siberiano

Los *pita* han de evitar las especias picantes, el alcohol y otros estimulantes. Su estilo de vida ha de ser tranquilo, sin competitividad ni agresividad, ya que éstas reducen su vitalidad.

## Terapia de tonificación *kafa*

La terapia de tonificación *kafa* es más estimulante que reconstituyente. El masaje deberá ser de moderado a fuerte y también se aconseja sudar con moderación. Han de descansar lo suficiente y dormir después de las comidas o durante el día. El ejercicio tendrá que ser suave, como caminar o dar saltos suaves en una cama elástica.

Deberán seguir la dieta para moderar *kafa*, pero poniendo especial atención en los alimentos reconstituyentes. Se evitarán los alimentos crudos, fríos, los productos lácteos y el exceso de aceites.

Las hierbas tonificantes para *kafa* son:

- helenio
- guggul
- áloe vera con especias
- ajo
- azafrán
- *Angelica archangelica*
- *dong quai*
- hidrocótile
- *triphala*

Las especias se pueden tomar en las fórmulas y en las comidas para ayudar a contrarrestar el estancamiento, pero no hay que excederse.

## *Pancha karma* y rejuvenecimiento

El *pancha karma* consiste en cinco técnicas de limpieza muy intensas y radicales que se emplean en la medicina ayurvédica –no sólo la aplicación de los métodos de eliminación que hemos descrito antes, sino un sistema intensivo para conducir a las toxinas a los lugares de eliminación–. Estas cinco técnicas son:

1. vómito terapéutico
2. purga
3. enemas
4. limpieza nasal de agua con hierbas
5. liberación terapéutica de sangre con toxinas

Antes de iniciar las técnicas *pancha karma*, se han de realizar otras preliminares denominadas *purva karma*. Éstas consisten en aplicar aceite, seguido de un baño turco o sauna para sudar. Los aceites ayudan a aflojar y licuar el *ama* y los humores de la piel y la sangre. Al final drenan en el tracto gastrointestinal, donde son eliminados a través de las técnicas *pancha karma* mencionadas.

La terapia de rejuvenecimiento, o *rasayana*, es un tipo de tonificación especial subsiguiente al *pancha karma*. Las hierbas y su aplicación son las mismas que en el caso de la terapia de tonificación, pero se utilizan de forma calculada para revitalizar y energetizar completamente a la persona. Explicar de manera pormenorizada quedaría fuera del objetivo de esta guía. Si se desea obtener más información se puede consultar alguno de los libros de la bibliografía que se encuentra al final de esta obra.

# Historias clínicas: ayurveda en acción

## Caso n.º 1: Ken

Ken vino a verme con un estado agudo de colitis ulcerosa, que padecía desde hacía quince años. Tenía cuarenta y cinco años, era alto, de constitución media, pelo oscuro, con la piel marcada por el acné, grandes ojos negros y con buenos modales. Le gustaba hablar y me explicaba su historia y situación con toda tranquilidad.

Cuando fue soldado en Vietnam se habituó a la marihuana y a la heroína. Fue heroinómano durante cinco años. También había bebido mucho. Una vez tuvo una insuficiencia renal debido a una sobredosis de heroína y cuando vino a verme tenía un quiste en un riñón. A los veintiocho años ingresó en un centro de rehabilitación y empezó a desintoxicarse de las drogas y el alcohol. Cuando le conocí ya no era drogadicto ni alcohólico.

Sus síntomas eran los típicos provocados por *pita* (elemento fuego). Así, tenía dolor en la zona del hígado y la vesícula biliar, a la vez que una sensación de ardor en el tracto digestivo. Sus heces eran sueltas y calientes. No dormía bien y estaba agitado. De tanto en tanto, defecaba con sangre y tenía hemorroides. También padecía hepatitis crónica con un alto número de transaminasas (enzimas hepáticas). En esos momentos se encontraba de baja, no tenía trabajo ni estaba haciendo ningún curso de formación. Nunca tenía enfermedades agudas como resfriados o gripes.

Su dieta era bastante pobre. Empezaba el día con dos tazas de café con Sweet and Low (un edulcorante tipo sacarina). Durante el día sólo comía un poco de fruta, en su mayor parte manzanas y plátanos, y por la tarde tomaba algo de arroz o una comida muy ligera. Estaba sorprendida al ver que todavía tenía energía para ir en bicicleta quince kilómetros cada día y arreglar algunas cosas en su casa.

El pulso de la mano derecha era fuerte, más bien un pulso «saltón» tipo *pita*. El de la mano izquierda era casi imperceptible debido a la oclusión de los vasos sanguíneos que se produjo en su etapa de drogadicto.

La lengua mostraba muchas líneas rojas en la sección del fondo, lo que indicaba calor en el intestino y en el colon. Los lados de la lengua, que corresponden al hígado y a la vesícula biliar, estaban rojos y la lengua estaba hinchada.

Pude ver que Ken padecía un estado de inflamación generalizado, propio de la naturaleza *pita*. Las heces eran muy desechas, con sensación de quemazón y mucho líquido, que evidenciaban un estado avanzado y agresivo de su condición.

En el caso de Ken era obvio que necesitaba dejar de tomar café, el cual tiende a dispersar la energía y a estimular el sistema nervioso, incluyendo el peristaltismo intestinal. Los diecisiete alcaloides del café que ha de digerir el hígado acaban agotando el funcionamiento de dicho órgano. El café también produce bastante acidez y destruye la mucosa del tracto digestivo.

Le receté amalaki, dos cápsulas tomadas con agua, antes de acostarse. (El amalaki es un regulador intestinal para los *pita* y para la colitis. Limpia suavemente el hígado y los riñones y ayuda a regular el metabolismo.) Le dije que se masajeara la zona del hígado y el colon con aceite de ricino tres veces a la semana por la noche, ya que éste penetra profundamente en los tejidos, ayuda a limpiar el hígado y sana los tejidos.

También le di una fórmula amarga con semillas de cardo mariano (dos cápsulas 15 minutos antes de las comidas) que ayuda a desintoxicar el hígado, a la vez que lo protege. La fórmula principal para la colitis ulcerosa fue:

3 partes de agrimonia
2 partes de ñame silvestre
2 partes de cúrcuma canadiense
1 parte de malvavisco
1 parte de mirto

Tenía que tomar tres cápsulas tres veces al día antes de las comidas. Ésta es una fórmula específica para curar las úlceras del tracto digestivo, calmar los espasmos, parar el sangrado y restituir la mucosa del tracto digestivo.

Ken ya estaba tomando aceite de semilla de lino, vitamina C, acidófilo y zaragatona. Le dije que podía seguir con estos suplementos.

Cuando me llamó al cabo de dos semanas, me dijo que no había dejado de tomar café y que la colitis había empeorado. Me preguntó qué otras hierbas podía tomar, pero yo insistí en que las hierbas sólo actuarían si no tomaba más café. Me volvió a telefonear al cabo de unas seis semanas y me dio las gracias por el consejo. La diarrea y el sangrado habían cesado unos 10 días después de haber eliminado de su dieta el café. Lo mismo pasó con los síntomas de la colitis. Estaba siguiendo un régimen mucho más sano que moderaba *pita* y esto le ayudó a ganar peso. Me dijo que se sentía tan bien que había empezado un programa de formación en la universidad y que tenía una novia.

Este ejemplo muestra lo importante que es conocer la dieta que hace una persona. Las hierbas no pueden ser del todo efectivas si la dieta está contrarrestando el tratamiento.

## Caso n.º 2: Cheryl

Cheryl es una de mis pacientes habituales que ha venido a visitarse muchas veces en los últimos seis años. Tiene cuarenta y ocho años, es delgada, de constitución pequeña y con tendencia a tener frío en invierno y sentirse mejor en verano. Ha sido muy consciente de su alimentación y de su estilo de vida y come de una forma bastante sana. Hace muchos años que tiene una relación estable con su esposo y le gusta su trabajo como asistenta social.

Su constitución es *vata-pita*, siendo *vata* algo más alto que *pita*. Durante el invierno, hasta principios de primavera, hace una dieta para moderar el *vata*, que consiste principalmente en alimentos cocinados, más cantidad de especias y hierbas tonificantes y reconstituyentes. En verano suele padecer un exceso de calor, así que sigue la dieta para moderar el *pita* durante los meses más calurosos.

Cheryl, en general, goza de una salud excelente, pero vino a verme porque tenía dolor de cabeza al levantarse y también por la tarde. Me dijo que dormía bien, que no tenía insomnio ni estaba agitada. Repasamos su dieta y las hierbas que estaba tomando regularmente y no pudimos encontrar nada que pudiera provocar las cefaleas.

Le pedí que me describiera la habitación donde dormía y me dijo que dejaba la ventana abierta durante la noche y que siempre corría una brisa fresca justo encima de su cabeza. En su trabajo tenía una situación similar: el aire entraba justo por encima de su cabeza y le estaba bajando la temperatura durante todo el día. Le dije que cerrara la ventana de la habitación para dormir y que abriera otra que no diera directamente sobre su cabeza.

Su situación en el trabajo era más complicada. Primero trató de inclinar el conducto de la ventilación para que no le diera directamente, pero esto resultaba bastante difícil, así que le sugerí que se pusiera una bufanda y un gorro, que se protegiera la zona de los riñones con una pequeña manta y que, si tenía frío en los pies, se pusiera una esterilla eléctrica. Le dije que me volviera a llamar en un par de semanas.

Los dolores de cabeza cesaron inmediatamente al cambiar su entorno. Al cabo de unos meses me volvió a llamar y me dijo que todavía no había vuelto a tener dolor de cabeza. El aire acondicionado y la ventana abierta creaban una atmósfera fría, seca, móvil, agitada y dispersa, lo que provocaba un dolor de cabeza tipo *vata*.

Con este ejemplo podemos observar que no sólo es importante fijarnos en la dieta, sino también en el entorno.

## Caso n.º 3: Susan

Éste es un caso bastante complicado. Susan, de cuarenta y dos años, padecía muchas condiciones crónicas que habían empezado a degenerar en un estado general de pérdida de vitalidad. Ella sentía que ésto había empezado hacía tres años, cuando la operaron de la rodilla tras haberse herido en la pierna. Le habían dado docenas de anestésicos distintos, había entrado en estado de *shock* y había estado a punto de morir. Había perdido 8 kilos y sentía que nunca se recuperaría del trauma.

Al hacerle las preguntas habituales descubrí que había tenido colitis, aunque ésta hacía cinco años que había desaparecido tras dejar de tomar café. En los últimos meses, la colitis había vuelto a hacer su aparición, pero parecía estar controlada –aunque sus heces seguían siendo muy sueltas.

Susan también había manifestado algunos estados poco corrientes desde el momento de nacer. Su madre había seguido distintas terapias con fármacos para favorecer el embarazo. Esos medicamentos habían producido en Susan un doble útero, un apéndice en el lado opuesto al normal y un riñón débil. También padecía de distensión abdominal, artritis en la mano izquierda, ataques de ansiedad, respiración corta, palpitaciones, alergias, eczemas y hongos vaginales. Cuando vino a verme estaba tomando anticonceptivos orales, Motrin para el dolor de la artritis y antihistamínicos. Hacía poco que había empezado un tratamiento con zumo de germen de trigo y vitaminas antioxidantes.

Susan tiene una constitución media, con pelo, piel y ojos claros. Es una persona con una gran ambición y fuerza de voluntad. Su pulso era bastante débil, pero era también algo «saltón». La lengua estaba roja por los lados, lo que indicaba calor en la vesícula biliar y en el hígado. La parte posterior tenía una capa amarilla, que significa calor en la parte baja del cuerpo, probablemente en los intestinos y en el colon.

Su *prakriti* (constitución básica) era predominantemente *pita*, con *vata* y *kafa* en segundo término (i. e., V2-P3-K1). Su *vikruti* (condición actual) era V3-P4-K1. *Vata* y *pita* estaban elevados. Entre las manifestaciones que apuntaban directamente a *vata* se hallaban la ansiedad, las palpitaciones, la artritis y la respiración corta. Los síntomas característicos de *pita* eran la colitis, la infección vaginal y las alergias.

Le recomendé seguir una dieta para moderar el *pita*, pero haciendo hincapié en un estilo de vida para moderar *vata*. Sus comidas debían ser a horas regulares y no saltárselas nunca. Debía acostarse a las 10 como muy tarde y usar aceite de sésamo para masajear sus pies, mezclado con aceite esencial de lavanda con efectos relajantes. No le convenía ver las noticias, ni leer nada que pudiera despertar emociones turbulentas. Incluso le hice una almohada de hierbas relajantes con manzanilla, melisa, lúpulo, lavanda y pétalos de rosa.

Le pedí que no tomara nada de alcohol, ni azúcar refinado, productos lácteos o panes con levadura. (Estos alimentos aumentan su condición de fermentación.) Debía tomar un complemento de acidófilo tres veces al día para restaurar la flora que había sido destruida por los fármacos, antibióticos y anticonceptivos.

Cada vez que tuviera infección vaginal tenía que hacer lo siguiente:

- Preparar una infusión fuerte de cúrcuma canadiense con 1/2 cucharadita por taza. Verter en agua hirviendo y dejar reposar durante 30 minutos y luego colar. Hacer una irrigación vaginal con esta infusión una vez al día durante tres días.

- Tras cada irrigación, hacer otra con acidófilo en polvo (1 cucharadita) para restaurar la flora de la región vaginal.

El médico le había dicho una vez que pusiera su mano artrítica en hielo una vez al día, pero no hacía más que interrumpir el aporte de sangre sana a la zona. Le aconsejé que usara lo que en medicina china se llama *moxibustión*, un método con hierbas que se queman encima de la piel para calentar la zona y romper los bloqueos de energía y sangre. La planta que se suele utilizar es la artemisa. Es fantástica para esguinces y torceduras, traumatismos y artritis. Muchas veces el dolor se debe a los bloqueos de energía y sangre. En el caso de Susan, su artritis se localizaba en un área definida de congestión. También le aconsejé que se pusiera algún linimento térmico en la zona después de la moxibustión.

Le preparé una fórmula amarga para ayudar a desintoxicar su hígado. No le di ninguna tintura, puesto que el alcohol podría exacerbar su situación. Todas las fórmulas podía tomarlas en cápsulas o en infusiones. Por la noche, antes de acostarse, tenía que tomar dos cápsulas de amalaki y una de la mezcla *triphala*, que resulta excelente para los trastornos de la sangre, la colitis, las palpitaciones y la debilidad general, a la vez que es rejuvenecedora para los *pita*. También había de tomar media taza de zumo de áloe vera dos veces al día.

Para la artritis le preparé una fórmula que contenía:

- yuca
- *cohosh* negro
- corteza de sauce
- raíz de malvavisco
- guggul
- *Angelica archangelica*
- regaliz
- jengibre

Tomó dos cápsulas tres veces al día.

Como infusión relajante, mezclé las siguiente hierbas para los nervios:

- pasiflora
- melisa
- escutelaria
- lúpulo
- pétalos de rosa
- hierba buena
- lavanda
- manzanilla

Tenía que tomarse una taza media hora antes de ir a dormir.

Susan me llamó al cabo de un mes de la visita y me dijo que su mano estaba mucho mejor. Podía trabajar en su ordenador sin demasiadas molestias y había reducido la dosis de Motrin a una vez por semana. Ya no padecía ataques de ansiedad y dormía bastante bien la mayor parte de las noches. Sus heces eran sólidas y regulares y la infección vaginal había desaparecido.

Consiguió volver a trabajar durante todo el día, lo que antes había supuesto un gran agotamiento para ella. Ahora descansa en su tiempo libre y cree que sabe cómo conducir su vida para que continúe su proceso de sanación.

## Caso n.º 4: Bill

Bill, de cuarenta y ocho años, había padecido durante seis meses una tos irritativa con mucosidad. Ésta empezó con un resfriado muy fuerte durante el invierno, para el que le habían recetado antibióticos. Sus síntomas empeoraban por la noche y por la mañana. Su médico quería que tomara una dosis diaria de antibióticos durante un período de tiempo indefinido. Tenía mala digestión, con sensación de pesadez después de comer y mucosidad en la zona de la garganta.

Después de hablar con Bill, vi que su *prakriti* era V1-P3-K2. Sin embargo, el *kafa* estaba alterado en estos momentos y llegaba a 3. Puesto que tenía mucosidad en las heces y en el área nasal, deduje que ésta no sólo estaba en los pulmones sino en todo el cuerpo.

Algunas de las característica de *kafa* son:

- frío
- humedad
- pesadez
- acuosidad
- espesor
- lentitud

Bill casi siempre tenía frío y sus pulmones y senos nasales estaban fríos y húmedos. La mucosidad era espesa, blanca y de textura densa. Bill sentía pesadez después de comer y necesitaba descansar más de lo habitual. Todos estos síntomas apuntaban a una condición *kafa*. (Bill no tenía calor o sensación de ardor, tampoco tenía sequedad o condiciones de tipo *vata*, por lo que no creí que las partes *vata* o *pita* de su constitución estuvieran afectadas en esos momentos.)

Le di una dieta para moderar *kafa*, aconsejándole que tomara especias y alimentos calientes. Le dije que no tomara agua helada y otras bebidas frías, que crean mucosidad. También tenía que eliminar los productos lácteos, las comidas con grasa, los frutos secos y los aceites. Éste es el programa que le aconsejé:

1. Tenía que empezar el día con un masaje en seco realizado con una esponja de luffa o un cepillo de fibra vegetal. Esto le ayudaría a estimular el sistema linfático y a liberar la congestión y las toxinas.

2. Por la mañana y por la tarde tenía que hacer un lavado nasal poniendo una cucharadita de sal marina en un vaso de agua caliente.

3. Debía tomar dos cápsulas de acidófilo que no tuviera leche tres veces al día para restaurar la flora que había sido destruida por los antibióticos.

4. Tenía que tomar amargos 15 minutos antes de las comidas; después de comer, la dosis sería media cucharadita de *trikatu* (*véase* Glosario).

5. Había de tomar dos cápsulas de *triphala* cada noche antes de acostarse para ayudarle a regular los intestinos y a limpiar el colon, el hígado y los riñones.

6. La fórmula principal para los pulmones era:

2 partes de helenio
1 parte de grindelia
1 parte de raíz de malvavisco
1 parte de marrubio
1/2 parte de corteza de cerezo (*Prunus virginiana*)
1/4 parte de lobelia
1/4 parte de jengibre
1/4 parte de cúrcuma canadiense

7. Durante el día tenía que tomar infusiones de jengibre y otras bebidas con especias y evitar las bebidas frías.

Puesto que Bill trabajaba muchas horas durante el día, decidí que las cápsulas eran más prácticas. Tomaba dos comprimidos del tamaño «00» tres veces al día con el estómago vacío. Le dije que, al menos una vez al día, tomara una infusión de las hierbas mencionadas en el apartado 6, preferiblemente por la mañana. Tenía que poner una cucharada sopera de la mezcla en agua caliente y dejarla reposar durante toda la noche. De este modo por la mañana sólo tenía que colarlas y calentarlas.

Al cabo de tres semanas los brotes de tos habían desaparecido; sólo quedaba algo de mucosidad en el área nasal que notaba cuando caminaba. Le cambié ligeramente la fórmula, eliminando la lobelia, la cúrcuma canadiense y el cerezo, y añadí mirto y un poco de cayena. Pronto desaparecieron todos los síntomas.

A través de este caso podemos ver de qué modo una enfermedad puede reflejar una condición distinta a la de nuestra constitución básica. Bill era sobre todo una persona *pita*, pero no era su *pita* el que estaba exacerbado, sino su *kafa*. En la medicina ayurvédica se dice que es más fácil curar una condición distinta a la de tu constitución básica porque ésta no está reforzando la enfermedad.

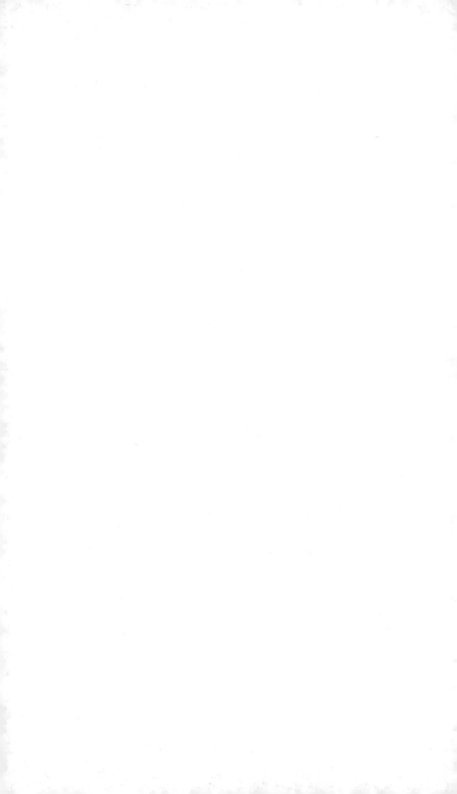

# Apéndice 1: aromaterapia para los tres *doshas*

Los aceites esenciales, usados habitualmente como perfumes o fragancias para aceites de masaje, pueden ayudar a abrir el centro energético del corazón y eliminar las emociones negativas como el miedo, la irritabilidad y la apatía.

Para hacer un aceite de masaje hay que mezclar de 15 a 20 gotas de aceite esencial (el que se elija) con unos 110 g de aceite de almendras y luego mezclarlo bien. Para usarlo como ambientador se ha de utilizar una botella con atomizador, añadir de 15 a 20 gotas de aceite esencial con 110 g de agua destilada y mezclar bien.

Las velas con quemador para esencias se pueden encontrar en las tiendas de productos naturales y son bastante populares. Colocar 10 gotas de aceite esencial en el recipiente de agua y encender la vela que hay debajo. Una suave fragancia perfumará el ambiente, creando el efecto deseado.

Precaución: los aceites esenciales no se deben aplicar directamente sobre la piel ya que podrían causar graves lesiones. Ingerirlos puede ser muy peligroso e incluso causar la muerte (28 gr. de aceite esencial equivale a una potencia de treinta y dos bañeras de una infusión de hierbas bien cargada). A menos que hayas estudiado aromaterapia, los aceites sólo se deben usar de la forma mencionada. Asegúrate de que compras aceites esenciales, no fragancias, que están hechas de ingredientes sintéticos y no aportan los mismos beneficios.

### Aceites esenciales para *vata*

- jazmín
- sándalo
- lavanda
- geranio
- hinojo
- pino
- alcanfor
- incienso
- albahaca
- canela
- cardamomo
- naranja
- angélica

Estos aromas son relajantes, calientes y ayudan a tomar contacto con la tierra.

### Aceites esenciales para *pita*

- sándalo
- lavanda
- geranio
- naranja
- citronella
- hinojo
- menta piperita
- jazmín
- gardenia
- menta
- vetiver

Estos aromas son refrescantes, sedantes e inducen a la paz.

### Aceites esenciales para *kafa*

- alcanfor
- cedro

- canela
- incienso
- clavo
- mirra
- almizcle
- poleo
- tomillo
- artemisa
- citronella
- albahaca
- lavanda
- enebro
- romero
- salvia

Estos aromas son estimulantes y energéticos.

# Apéndice 2: cromoterapia para *vata*, *pita*, *kafa*

**Colores *vata***

Cálidos, sombras suaves de:

- rojo
- dorado
- naranja
- amarillo

La combinación de estos colores con otros más relajantes y húmedos, como el blanco o las sombras claras de verde o azul, es muy buena para los *vata*. Los tonos demasiado brillantes, como los rojos o púrpuras fuertes, trastornarían la sensibilidad del sistema nervioso del *kafa* o de la persona en una condición *kafa*.

Bajo ciertas circunstancias, los colores oscuros pueden ayudar al *kafa* a poner los pies en el suelo.

**Colores *pita***

- blanco
- azul
- verde
- pasteles

Los colores demasiado calientes, intensos o estimulantes, como el rojo, el naranja y el amarillo, agravarían el *pita* o la condición *pita*. Aquellos muy brillantes o iridiscentes provocan a *pita*. Los pasteles de diferentes colores son también muy apropiados.

### Colores *kafa*

Sombras brillantes de:

- amarillo
- dorado
- rojo
- naranja

Los *kafa* pueden llevar colores brillantes con muchos contrastes. El blanco, el rosa o los colores suaves como el azul y el verde son «fríos» y no se recomiendan para los *kafa*, aunque sí pueden llevar tonos brillantes o los tonos brillantes de azul y verde.

# Glosario

AGNI: «fuegos digestivos o jugos gástricos», i. e., las secreciones del sistema digestivo que ayudan a destruir la comida no digerida (*ama*) y a liberar energía.

AMA: alimento no digerido que se aloja en los órganos más débiles del cuerpo y provoca enfermedades.

AYURVEDA: la ciencia y sabiduría de la vida. *Ayur* significa «vida» o «longevidad»; *veda* significa «conocimiento» o «sabiduría».

BRIMHANA: terapia tonificante en la que se emplean hierbas y alimentos para reconstituir, nutrir y reforzar los tejidos.

BUTTERMILK: leche agria para beber o cocinar. Se usa mucho en Estados Unidos.

DOSHA: palabra sánscrita para «humor», o una de las tres fuerzas biológicas que unen a los cinco elementos en el cuerpo del ser humano. Se conocen bajo el nombre de *vata*, *pita* y *kafa*. Traducido literalmente, *dosha* significa «aquello que oscurece, estropea o hace que las cosas se pudran». Cuando las *doshas* no están equilibradas son las fuerzas que desencadenan las enfermedades. Cuando están en armonía hacen que el cuerpo esté sano y equilibrado.

GUI: mantequilla clarificada. Es excelente para la digestión. Para preparar el *gui* se puede usar una sartén de tamaño medio o grande. Se dejan derretir 450 gr de mantequilla sin sal a fuego lento (la mejor es la orgánica y/o sin refinar, si es que se puede conseguir). La mantequilla producirá un sonido burbujeante a medida que se va formando una espuma en la parte superior. Remover y mezclar la espuma y dejar cocer la mantequilla. Si se mira el fondo de la sartén, se puede observar que se está solidificando la leche. También veremos que ya no hace burbujas. (El proceso dura unos 30 minutos aproximadamente, según la cocina.) Tan pronto como el *gui* deje de hacer burbujas hay que sacarlo del fuego y su aspecto será de color bastante claro. Se deja enfriar un poco, luego se vierte en un colador de metal para que caiga en un recipiente de vidrio. La leche solidificada en el fondo de la sartén se puede tirar. El *gui* se guarda en un lugar que esté a baja temperatura.[3]

GUNAS: los tres atributos (*sattva*, *rajas* y *tamas*) que son la base de la existencia.

KAFA: uno de los tres *doshas* (humores) del cuerpo que tiene las cualidades de la tierra y el agua.

LANGHANA: una terapia para «aligerar» que se basa en la pérdida de peso, toxinas y exceso de humores.

LASSI: bebida nutritiva hecha a base de yogur entero, agua y especias. Se suele servir al final de las comidas para ayudar a digerir los alimentos.

---

3. Aunque en la traducción se ha transcrito de manera que coincida con su fonética en castellano, si buscamos este producto en una tienda de productos indios lo veremos con la transcripción inglesa «ghee» *(N. de la T.)*

LASSI LIGERAMENTE ESPECIADO

1/2 taza de yogur sin descremar
2 tazas de agua
1/4 de una cucharadita de jengibre en polvo
1/4 de una cucharadita de comino en polvo
1/8 de una cucharadita de sal
Batir todos los ingredientes durante unos minutos. Beber a temperatura ambiente, 1/4 o 1/2 taza después de comer. También se puede sazonar con hojas de cilantro.

LASSI DULCE

1/2 taza de yogur sin descremar
2 tazas de agua
2 cucharadas de azúcar natural, azúcar de caña, sirope de cebada malteado, sirope de arce, etc. (los *kafa* no deben llevar tanto dulce).
1/4 de una cucharadita de jengibre en polvo
1/2 de una cucharadita de cardamomo en polvo
1/4 de una cucharadita de canela
Batir durante unos minutos. Beber a temperatura ambiente, 1/4 o 1/2 taza, después de comer.

OJAS: la esencia sutil de todo el *kafa*, o agua del cuerpo. *Ojas* es la reserva de energía primordial en el cuerpo y la vitalidad del sistema inmunitario.

PANCHA KARMA: las cinco limpiezas radicales empleadas en el ayurveda.

PITA: uno de los tres *doshas* (humores) del cuerpo que tiene las cualidades del fuego y del agua.

PRANA: es la fuerza vital, que en la medicina oriental se llama chi.

PRAKRITI: proporciones fijas de *vata*, *pita* y *kafa* que se establecen en el momento de la concepción; naturaleza

143

heredada; también, el principio de la creatividad o la naturaleza primordial.

PURVA KARMA: varios tratamientos suaves que se realizan antes del *pancha karma*.

PURUSHA: el absoluto, el estado inmanifestado de la conciencia.

RAJAS: la fuerza cósmica de la acción y la actividad; en la mente, *rajas* crea agresividad e hiperactividad.

RASAYANA: terapia ayurvédica de rejuvenecimiento, un tipo especial de tonificación.

SATTVA: la fuerza cósmica del equilibrio y la estabilidad que ayuda a mantener la claridad mental.

SUCANAT®: marca registrada de un azúcar natural hecho de caña de azúcar orgánica, que contiene todos los minerales y vitaminas.

TAMAS: la fuerza cósmica de la inactividad y de la inercia; en la mente, *tamas* crea apatía y resistencia al cambio y al crecimiento.

TRI-DOSHA: los tres humores o constituciones corporales: *vata pita, kafa*.

TRIKATU: mezcla de jengibre en polvo, pimienta negra y pimienta larga. Se hace una mezcla en proporciones iguales, se añade miel sin refinar y se hace una pasta. Se puede tomar de un cuarto a media cucharadita durante las comidas o después de las mismas para facilitar la digestión. La pimienta pippali o larga resulta difícil de encontrar, así que se pueden emplear semillas de anís en polvo como sustituto. Esta fórmula también es muy buena para disolver la mucosidad.

*VATA*: uno de los tres *doshas* (humores) del cuerpo; *vata* tiene las cualidades del aire y del espacio.

VIKRUTI: el estado de salud actual, opuesto al estado fijo o *prakriti*.

## Glosario de hierbas

AMALAKI (*Embilica officinalis*): tipo de grosella india.

ASHWAGANDHA O CEREZO DE INVIERNO (*Withania somnifera*): planta ayurvédica.

ASTRAGALUS (*Astragalus mongolicus*), ch. *Huang qi:* hierba china.

ATRACTYLODES (*Atractylodes*), ch. *Bai zhu:* hierba china.

BHRINGARAJ (*Eclipta alba*): hierba ayurvédica que se utiliza para refrescar y calmar la mente.

BIBHITAKI (*Terminalia bellerica*): hierba ayurvédica; ingrediente de la *triphala* que mejor regula a *kafa*.

BUPLEURUM (*Bupleurum falcatum*), ch. *Chai hu:* hierba china.

CAULÓFILO (*Caullophylum thalictroides*): hierba perenne de los Estados Unidos, empleada como planta medicinal por los indios americanos de Massachusetts.

CÍPERO (*Cyperus rotundus*) ch. *Xiang-fu:* hierba china de la familia de las ciperáceas.

CITRONELLA: *lemon grass* (*Cymbopogon citratu/flexuosus*): género de gramíneas tropicales. En las tiendas o farmacias especializadas también la conocen por su nombre en inglés.

CODONOPSIS (*Codonopsis pilosula*), ch. *Dang shen:* hierba china.

COHOSH NEGRO (*Cimicifuga racemosa*): hierba perenne de los Estados Unidos, empleada como planta medicinal por los indios americanos de Massachusetts. En esencias florales también se conoce con su nomenclatura en inglés (*black cohosh*).

CONVALARIA (*Ophiopogon japonicus*), ch. *Mai Meng Dong:* hierba china.

CRAMP BARK: hierba americana cuya traducción literal sería «corteza para las contracciones».

DONG QUAI (*Angelica sinensis*): hierba china.

EUPATORIO (*Eupatorium purpuerum*): hierba de la familia de los eupatorios.

FALSO UNICORNIO (*Proboscidea "Martynia" louisianica*): hierba del norte de los Estados Unidos.

GUGGUL (*Commiphora mukul*): resina procedente de un árbol de la India y Pakistán. Ayuda a catalizar la regeneración de los tejidos, especialmente del tejido nervioso, reduce las toxinas, aumenta los leucocitos y mejora la artritis, la gota, los trastornos nerviosos, la diabetes, la obesidad y las enfermedades de la piel. Es especialmente buena para *vata* y *kafa*, pero agravará a *pita* si se toma en grandes dosis durante mucho tiempo. Tomada sola su efecto puede ser demasiado fuerte, por eso se suele combinar con otras hierbas.

HALVAH: dulce de origen turco que consiste básicamente en semillas molidas de sésamo y miel.

HARITAKI (*Terminalia chebula*): el ingrediente de la *triphala* que mejor regula a *vata*.

HINGASHTAK: una combinación de hierbas para los gases y la digestión que se puede encontrar en los mercados del este de la India.

HO SHOU WU (ch.): hierba china.

HUANG QI (*Astragalus mongolicus*): hierba china.

JATAMANSI (*Nardostachys jatamansi*): hierba ayurvédica.

KAPIKACCHU (*Mucuna pruriens*): hierba ayurvédica.

KELP: alga marina que se usa para suplir la falta de yodo. También es un suplemento alimenticio.

LICHIS: fruta china, con cáscara marrón y dura y piel roja. Su fruto es carnoso y blanco, de sabor parecido a la uva. Se puede encontrar en latas, pero al natural se vende ya en algunos supermercados o en tiendas especializas de frutas tropicales.

MUNG DAL: son una clase de legumbres muy populares en la India que se suelen vender partidas y son de color naranja. Aunque en castellano podrían llamarse judías mungo, si el lector desea comprar este producto en una tienda de productos indios, las encontrará con su nombre original.

OKRA: quingombó (bindis). El okra es una verdura semejante a un pimiento verde pequeño que, al cocinarse, forma una especie de gelatina. Se puede encontrar en las tiendas de productos indios y en establecimientos especializados en frutas y verduras tropicales.

PLATYCODON (*Campanulaae*) ch. *Jie Geng:* hierba china.

RAÍZ DE OREGON GRAPE (*Mahonia repens*): Oregon grape, se conoce por su nomenclatura en inglés, sobre todo en esencias florales.

RAÍZ DE OSHA: (*Ligusticum porteri*): hierba ayurvédica.

REHMANNIA: hierba china.

SHATAVARI (*Asparagus racemosus*): hierba ayurvédica.

SLIPPERY ELM: este tipo de olmo no se encuentra aquí, pero el olmo (*Ulmus carpinifolia*) también tiene las mismas indicaciones. Astringente, antidiarreica, demulcente, antiinflamatoria.

TRIFALA: fórmula ayurvédica moderna, compuesta de dos partes de haritaki, una de *amalaki,* una de bibhitaki y una de jengibre. Se emplea para trastornos intestinales y para el agotamiento nervioso. Es buena para los tres *doshas.*

TRIPHALA O SEMILLAS DE BIOTA, ch. *Bai zi ren* (*Biota orientalis*): hierba china.

VINO DE SQUAW (*Mitchella repens*): El *squaw* (*Conopholis americana*) es una planta carnosa, sin hojas. Crece en la zona este del norte de los Estados Unidos y suele encontrarse debajo de los robles. Es también el caulófilo (*Caullophylum thalictroides*).

YOGI TEA: es una fórmula ayurvédica que se compone de canela, jengibre, cardamomo, clavo y pimienta negra. Es también una marca comercializada como Yogi Tea (importación) o como Té Yogui (marca española).

# Bibliografía

Los siguientes libros son muy útiles para principiantes en ayurveda:

FRAWLEY, D.: *Ayurvedic Healing*. Passage Press, Salt Lake City, Utah 1989.

FRAWLEY, D. y Lad, V.: *The Yoga of Herbs*. Lotus Press, Twin Lakes, Wisconsin, 1986.

LAD, V.: *Ayurvedic Cookbook for Self Healing*. Ayurvedic Press, Albuquerque, Nuevo México, 1994.

LAD, V.: *Ayurveda: The Science of Self Healing*. Lotus Press, Twin Lakes, Wisconsin, 1985.

MORNINGSTAR, A.: *The Ayurvedic Cookbook*. Lotus Press, Twin Lakes, Wisconsin, 1985.

SACHS, M.: *Ayurveda Beauty Care*. Lotus Press, Twin Lakes, Wisconsin, 1992.

SVOBODA, R.: *Ayurveda: Medicina milenaria de la India*. Ediciones Urano, S.A., Barcelona, 1995.

—: *Ayurveda*, Editorial Kairós, S.A., Barcelona, 1995.

TIERRA, M.: *Planetary Herbology*. Lotus Press, Twin Lakes, Wisconsin, 1988.

—: *The Way of Herbs*. Simon and Schuster, Nueva York, 1988.

TIWARI, M. *Ayurveda: A Life of Balance*. Healing Arts Press, Rochester, Vermont, 1995.

## Estudios ayurvédicos

**Evergreen Garden**
*(Programas de estudio intensivo que incorporan la fitoterapia ayurvédica).*
Candis Cantin Packard
P.O. Box 1445
Placerville, CA 95667
Tel. (916) 530-626-9288 (Llamar o escribir para más información)
e-mail: evrgreen@innercite.com

**American Institute of Vedic Studies**
Dr. David Frawley (*Curso de ayurveda por correspondencia*)
P.O. Box 8357
Santa Fe, NM 87504
www.vedanet.com

**The Ayurvedic Institute**
*(Programa de estudios de nueve meses)*
Dr. Vasant Lad
P.O. Box 23445
Albuquerque, NM 87192-1445
Tel. (505) 291-9698

España

**Asociación Española**
**Yoga en la vida cotidiana**
Moscú, 30, 1.º 2.ª
08005-Barcelona
Tel./Fax: 93 225 50 71

## Aceites para aromaterapia

**Leydet Oils**
P.O. Box 2354
Fair Oaks, CA 95628 (Escribir para solicitar catálogo.)

España

**Aceites esenciales naturales/Productos naturales**
Apartado de correos, 7
E-17488
972 25 86 30

150

## Hierbas ayurvédicas

**Bazaar of India**
(al mayor y detall)
1810 University Ave.
Berkeley, CA 94703
Escribir para solicitar catálogo.
(800) 261-SOMA

**Lotus Light** (al mayor).
P.O. Box 1008, Dept. ABC
Silver Lake, WI 53170
(414) 889-8501

### España

**Centro Médico Armonía,
distribuidores de Laboratorios Dabur
(farmacopea ayurvédica) en Cataluña**
Juan XXIII, 22
08190 Sant Cugat del Vallès
(Barcelona)
Tel.: 93 589 77 00  Fax: 93 589 29 42

**Ayurveda, S. L. Distribuidores de Laboratorios Dabur
(farmacopea ayurvédica)**
Poeta Durán y Tortajada, 31, bajos
46022 Valencia
Tel./Fax: 96 371 17 12

**Golden Temple Distribuidor de la receta ayurvédica «Té yogui»**
Zamora, 105, 4.º 4.ª
08018 Barcelona
Tel.: 93 300 01 08  Fax: 93 300 00 62

**Euro Ayurveda
Medicina ayurvédica y productos**
«Masía Can Dos Rius»
08590 Figaró (Barcelona)
Tel.: 93 842 91 07

## Hierbas chinas

**May Way Trading Co.**
622 Broadway
San Francisco, CA 94133
(415) 788-3337

### España

**Farmacia Serra**
Preparación de fórmulas de farmacopea china y venta de algunos
productos ayurvédicos.
Diagonal, 478 - 08006 Barcelona
Tel.: 93 416 12 70   Fax: 93 416 12 45

**Soria Natural**
**Gama de productos de farmacopea china**
La Sacea, s/n.
42162 Garray
Soria

**Andorra**
Distribuidor de farmacopea china.
(07) 376 83 76 / 83 55 66

### Hierbas occidentales y productos

**Mountain Rose Herbs**
P.O. Box 2000
Redway, CA 95560
(800) 879-3337

**Trinity Herb Company**
P.O. Box 199
Bodega, CA 94922
(707) 874-3418

# Índice analítico

## A

aerofagia 40, 44, 45, 75
*agni* 59, 60, 96, 100, 102, 141
aire 13
*ama* 60, 73, 98, 101, 115, 116, 121
ansiedad 127, 128, 130
antibióticas 87, 90, 92
antiespasmódicas 88
ardor estómago 78, 82, 102
aromaterapia 135, 150
artritis 18, 23, 45, 80, 127, 128,
    129, 146
ayurveda 141, 149, 151

## B

*brimhana* 116, 141

## C

calidad 34, 55, 74
ciclos de la vida 77
cirrosis 104
comida 22, 23, 24, 27, 29, 30, 37,
    40, 50, 52, 60, 61, 62, 64, 66,
    71, 74, 77, 79, 81, 82, 83, 85,
    86, 93, 94, 96, 99, 101, 102,
    106, 108, 112, 113, 116, 118,
    119, 120, 124, 125, 128, 131,
    132, 141, 142, 144
congestión 33, 50, 53, 72, 77, 79,
    83, 87, 88, 98, 101, 105, 108,
    109, 112, 129, 131
contracciones 16, 35, 106, 109, 111,
    113, 114, 145
cromoterapia 139

## D

depresión 13, 18, 45, 52, 97
diabetes 146
diarrea 57, 82, 125
dietéticas, recomendaciones 61, 101
digestivos, trastornos 75, 84, 87
*dosha* 135, 141, 144

## E

eliminación 50, 65, 80, 115, 116,
    120
emolientes 53, 83, 84, 89, 90, 92
erupciones 26, 45, 48, 49, 56, 101,
    110
escalofríos 33, 84, 87, 106
esenciales, aceites 109, 135
estaciones 12, 75, 78, 79, 80, 116
estilo de vida 10, 11, 13, 21, 22, 23,
    29, 37, 39, 40, 48, 54, 80, 90,
    98, 119, 126, 128
estreñimiento 18, 40, 44, 50, 70,
    81, 108
estrés 31, 39, 93, 118
expectorantes 88, 90, 93, 115

## F

fatiga 99, 100, 101
fiebre 26, 45, 49, 51, 57, 84, 85,
    86, 90, 96, 105
fuego 13, 27, 33, 40, 45, 51, 55, 56,
    57, 59, 89, 91, 92, 96, 99, 100,
    109, 112, 123, 141, 142, 143

## G

gripe 48, 84, 85, 86, 87, 91, 115, 124
*gunas* 12, 13

## H

hepatitis 104, 123
hierbas 10, 11, 20, 22, 40, 52, 53,
    57, 60, 64, 65, 68, 69, 72, 73,
    75, 80, 81, 82, 83, 84, 85, 86,
    87, 88, 89, 90, 91, 92, 93, 94,
    95, 99, 100, 101, 102, 103, 106,
    108, 109, 110, 111, 112, 113,
    115, 116, 118, 119, 120, 121,
    125, 126, 128, 129, 130, 132,
    135, 141, 145, 146, 147, 157
hígado 57, 69, 74, 77, 80, 100, 102,
    103, 104, 105, 109, 110, 113,
    123, 124, 125, 128, 129, 132
hinchazón 20, 50, 81, 91, 106, 108
horas día 77

## I

insomnio 18, 40, 46, 52, 81, 84,
    93, 94, 95, 96, 116, 126

## K

*karma, pancha* 120
*karma, purva* 120, 143

## L

*langhana* 115, 142
limpiar, hierbas para 116

## M

menstrual, ciclo 105, 106
mucosidad 14, 33, 44, 45, 49, 71,
    72, 73, 77, 79, 83, 84, 85, 86,
    87, 88, 89, 90, 91, 92, 93, 102,
    112, 130, 131, 133, 144

## N

náuseas 33, 83, 112
nervioso, agotamiento 22, 23, 93,
    94, 95, 96, 99, 116, 148

## O

obesidad 146
*ojas* 31

## P

*prana* 15, 19, 101, 143
*purusha* 143

## R

*rajas* 12, 142, 144
*rasas* 10, 55
*rasayana* 121, 144
relajantes 69, 128, 136, 139
resfriados 91, 124

## S

*sattva* 12, 13, 142, 144

## T

*tamas* 12, 13, 142, 144
terapia de rejuvenecimiento 121
tierra 13, 14, 30, 55, 56, 57, 95,
    136, 142
tonificación 115, 116, 117, 119,
    121, 144
tos 48, 49, 50, 73, 87, 88, 89, 90,
    91, 115, 130, 133
trastornos 78, 80, 83
*tri-dosha* 144

## V

*vikruti* 39, 40, 41, 47, 48, 53, 60,
    128, 144

# A propósito de la autora

Candis Cantin Packard es herbolaria y profesora de medicina ayurvédica. Lleva veintiún años aplicando los principios del ayurveda en su vida privada y en su práctica profesional. Ella y su esposo, Lonnie, poseen el EverGreen Herb Garden en las montañas de Sierra Nevada, California, donde se dedican al cultivo de hierbas medicinales; cuentan con más de 250 especies orgánicamente distintas. Candis y Lonnie imparten amplios programas de estudios en los que integran la herboristería occidental con la ayurvédica.

Me gustaría dar las gracias a mis profesores por su inspiración y amor: Michael Tierra, por su valeroso espíritu; al doctor Vasant Lad, por su espíritu devocional; y a David Frawley, por su visión sobre las cosas. Quiero dar especialmente las gracias a mi esposo Lonnie por su amor constante y tierno.

# Índice

Prólogo ...................................... 9

Introducción ............................... 11

*Tri-dosha:* las tres constituciones ............ 15

*Prakriti/ Vikruti:* las compensaciones de
la constitución física ..................... 39

El ayurveda y la dieta...................... 55

Los ciclos de la vida ...................... 77

Remedios simples para enfermedades
comunes ................................. 81

Eliminación, tonificación y rejuvenecimiento ......... 115

Historias clínicas: ayurveda en acción ........... 123

Apéndice 1: aromaterapia para los tres *doshas*......... 135

Apéndice 2: cromoterapia para *vata, pita, kafa*......... 139

Glosario ................................. 141

    Glosario de hierbas ................. 145

Bibliografía .............................. 149

Índice analítico........................... 153

A propósito de la autora ................... 155